国家示范性高职院校重点建设专业系列教材

安全食品标准与认证

（食品质量与安全、食品加工技术等专业用）

黄彦芳　马长路　主编

中国农业大学出版社
·北京·

内容简介

《安全食品标准与认证》是北京农业职业学院国家级示范性高职院校建设——特色教材建设支持项目，是实践工作过程系统化理念的高等职业教育教学改革的特色教材，该教材创造性地将任务驱动引入食品管理类教材的策划和编写之中，使该教材更加贴近企业岗位需求，教材通过10个“学习项目”和46个“工作任务”完成学生执行安全食品标准和实际安全食品认证相结合的能力培养过程。本教材适合于食品质量与安全专业、食品加工技术专业、食品营养与检测专业、农畜特产品加工专业等专业培养学生安全食品生产加工的管理能力和应对安全食品标准认证的技巧。

图书在版编目(CIP)数据

安全食品标准与认证/黄彦芳，马长路主编. —北京：中国农业大学出版社，2010.11(2019.8 重印)

ISBN 978-7-5655-0111-1

Ⅰ.①安… Ⅱ.①黄…②马… Ⅲ.①食品卫生-食品标准②食品检验-质量管理体系 Ⅳ.①R155.5②TS207.2

中国版本图书馆 CIP 数据核字(2010)第 187210 号

书　　名　安全食品标准与认证

作　　者　黄彦芳　马长路　主编

策划编辑　姚慧敏　伍　斌　　**责任编辑**　刘耀华　张英慧

封面设计　郑　川　　**责任校对**　王晓凤　陈　莹

出版发行　中国农业大学出版社

社　　址　北京市海淀区圆明园西路 2 号　　**邮政编码**　100193

电　　话　发行部 010-62818525，8625　　读者服务部 010-62732336

编辑部 010-62732617，2618　　出　版　部 010-62733440

网　　址　http://www.cau.edu.cn/caup　　**E-mail**：cbsszs @ cau.edu.cn

经　　销　新华书店

印　　刷　涿州市星河印刷有限公司

版　　次　2010 年 11 月第 1 版　　2019 年 8 月第 5 次印刷

规　　格　787×980　　16 开本　　11.25 印张　　204 千字

定　　价　25.00 元

编 审 人 员

主　编　黄彦芳(北京农业职业学院)
　　　　马长路(北京农业职业学院)
副主编　马　微(黑龙江出入境检验检疫局)
参　编　吕　青(青岛出入境检验检疫局)
　　　　李凯军(北京市禽蛋公司金健力蛋制品厂)
　　　　柳　青(北京农业职业学院)
　　　　杨丹红(北京王致和食品集团有限公司)
　　　　王海波(东宁出入境检验检疫局)
审　稿　胡　军(北京中大华远认证中心)
　　　　罗红霞(北京农业职业学院)

前　言

安全食品标准与认证是食品质量与安全专业、食品加工技术专业、食品营养与检测专业、农畜特产品加工专业的专业课程，开设本课程的目的是让学生掌握食品质量安全管理过程中的安全食品标准的正确运用和安全食品认证实施的技能，具备食品生产经营过程中食品质量安全管理的能力和意识。本教材是在学生具有食品加工工艺、食品机械等基础知识的背景下开设的，也是专业核心课程的延展和深化。

教材编写思路

本教材编写思路设计时打破了以知识传授为主要特征的传统学科课程模式，转变为以任务引领型为主体的课程模式，让学生通过完成具体项目、开展具体活动来构建相关理论知识和职业能力。

(1)本课程的项目是以食品生产经营企业安全食品的监管和认证为线索设计的，项目选取的基本依据是食品生产经营企业安全食品的工作领域和工作任务范围，内容紧紧围绕安全食品认证的每个项目的要求和实施方法来安排，同时又充分考虑了现代职业教育对理论知识学习的需要，并融合了相关职业资格考试对知识、技能和态度的要求。每个项目都按照安全食品认证过程中的主要流程为载体设计的活动来进行，以工作任务为中心融合了安全食品认证的要求和实践，实现了安全食品认证标准学习和认证实践的一体化。

(2)本教材的任务是通过组织食品生产经营企业专家和认证公司行业专家多次研讨、结合安全食品认证的实践活动提出的。主要包括认识安全食品认证对于企业发展的重要性，掌握安全食品标准知识，掌握安全食品认证的相关规定、要求和实施方法，会按照安全食品标准监管食品日常生产经营活动和应对安全认证的技能。

(3)本课程的职业能力培养目标。①具备食品安全品控员、安全食品认证内审员所要求的职业道德、职业素质；②具备传播食品安全标准、生产安全食品、造福社会的职业价值取向；③具备识别安全食品标准的能力和应用安全食品标准指导食品生产经营企业的能力；④掌握安全食品认证的程序，具备应对安全食品认证的技能。

教材框架

本教材共包括 10 个项目，通过 46 个任务完成。通过“项目“驱动和“任务”引领，使学生认识食品安全的重要性，掌握安全食品的标准规定、要求和落实方法及安全食品认证的流程和程序，能胜任相关职业岗位，同时培养学生良好的职业道德、职业素养，具有诚实守信、遵纪守法、善于沟通和合作的品质，树立诚信、安全第一的食品生产经营的意识，为发展学生的职业能力奠定坚实的基础。

实施建议

在教学过程中，应立足于将安全食品标准与认证知识贯穿在实践管理实践中，加强对学生执行标准和实际认证相结合的能力培养。在教学中应以学生为主题，注重"教"与"学"的交叉应用。通过多媒体、录像、问题讨论、现场演示、实践演练等多种教学形式的交叉应用，激发学生的积极性和创造性。

在教学过程中，授课教师必须注重实践经验的积累，重视现代信息技术的应用，不断更新教育教学理念，探讨新型的适合高职学生认知特点的职业教育教学模式。教学评价应改革现有的考核手段和方法，加强实践性教学环节的考核，多采用过程考核和综合考核相结合的考核方法。结合课堂提问、学生作业、平时测试、实践结果、技能竞赛及考试情况综合评价学生成绩。

本书编者均为食品质量安全管理一线专家，具有丰富的安全食品管理经验和教学经验，确保了本教材的编写内容与食品生产经营企业实际安全食品管理的接轨。编写人员分工如下：黄彦芳编写项目1，马微和王海波编写项目2，李凯军编写项目3，柳青编写项目4，吕青编写项目5至项目7，马长路编写项目8和项目9，杨丹红编写项目10，黄彦芳负责全书统稿。北京中大华远认证中心技术部部长胡军对教材内容进行了审定。

在教材编写过程中，得到了北京中大华远认证中心、北京食安管理顾问有限公司、北京新世纪认证有限公司、黑龙江出入境检验检疫局、北京市禽蛋公司金健力蛋制品厂、北京王致和食品集团有限公司、北京宝颐晨食品有限公司、北京华喜轩食品有限公司、青岛出入境检验检疫局、东宁出入境检验检疫局和北京农业职业学院的大力支持，在此表示衷心的感谢！

鉴于编者的知识和经验有限，难免有错漏之处，敬请各位同行、广大读者批评指正。

编　者

2010年7月

Contents 目录

项目一　认识安全食品

项目说明

本项目共完成两个任务。任务一使同学们认识安全食品的概念和种类，任务二使同学们认识食品安全存在的问题及解决方案。

任务一　认识安全食品

任务目标

掌握安全食品的概念。

了解安全食品的范围。

活动1　安全食品的概念和范围

安全食品泛指食用后不会伤害消费者、能够保障消费者食用安全的食品。

安全食品主要包括无公害食品、绿色食品、有机食品及其他能够满足相应产品标准和卫生标准要求的食品。

活动2　认识绿色食品

绿色食品是指遵循可持续发展原则，按照特定生产方式生产，经专门机构（中国绿色食品发展中心）认定，许可使用绿色食品标志的无污染的绿色、优质、营养类食品。

（一）绿色食品的发展历程

中国绿色食品事业经历了以下发展历程：提出绿色食品的科学概念→建立绿色食品生产体系和管理体系→系统组织绿色食品工程建设实施→稳步向社会化、

产业化、市场化、国际化方向推进。

1990 年 5 月 15 日，中国正式宣布开始发展绿色食品。

1990—1993 年为第一阶段，即从农垦系统启动的基础建设阶段。

1994—1996 年为第二阶段，即向全社会推进的加速发展阶段。

1997 年至今为第三阶段，即向社会化、市场化、国际化全面推进阶段。

绿色食品国际化进程加快主要表现在：对外交流与合作深度和层次逐步提高，绿色食品与国际接轨工作也迅速启动；为了扩大绿色食品标志商标产权保护的领域和范围，绿色食品标志相继在日本和中国香港开展注册；为了扩大绿色食品出口创汇，中国绿色食品发展中心参照有机农业国际标准，结合中国国情，制订了 AA 级绿色食品标准，这套标准不仅直接与国际接轨，而且具有较强的科学性、权威性和可操作性。另外，通过各种形式的对外交流与合作，以及一大批绿色食品进入国际市场，中国绿色食品在国际社会引起了日益广泛的关注。

(二)绿色食品的分级标准

无污染、绿色、优质、营养是绿色食品的特征。

我国规定绿色食品分为 AA 级和 A 级两类。AA 级是指在生态环境质量符合特定标准的产地，生产过程中不使用任何有害的化学合成物质，按特定的生产操作规程生产、加工，产品质量及包装，经检测、检查符合特定标准，经中国绿色食品发展中心认定并允许使用绿色食品标志的产品。A 级是指在生产过程中允许限量使用限定的化学合成物质，其余与 AA 级相同。

从 1996 年开始，在绿色食品的申报审批过程中将区分 AA 级和 A 级绿色食品，其中 AA 级绿色食品完全与国际接轨，各项标准均达到或严于国际同类食品，但在我国现有的条件下，大量开发 AA 级绿色食品尚有一定的难度，将 A 级绿色食品作为向 AA 级绿色食品过渡的产品，它不仅在国内市场上有很强的竞争力，在国外普通食品市场上也有很强的竞争力。

(三)绿色食品标准体系

绿色食品标准体系对绿色食品产前、产中和产后全过程质量控制技术和指标做了全面的规定，构成了一个科学、完整的标准体系。绿色食品标准包括：绿色食品产地环境质量标准、绿色食品生产技术标准（绿色食品生产资料使用准则，绿色食品生产技术操作规程）、绿色食品产品标准、绿色食品包装标签标准、绿色食品储藏、运输标准、绿色食品其他相关标准（绿色食品生产资料认定标准、绿色食品生产基地认定标准）等，这些标准都是促进绿色食品质量控制管理的辅助标准。

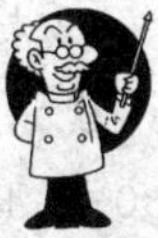

找一找

同学们分组到超市进行调查，讨论以下问题并填写表 1-1。

表 1-1　绿色食品调查

问题	讨论分析
超市中哪些食品是绿色食品	
绿色食品的包装与普通食品有何不同	
绿色食品的价格与普通食品有何差别	
消费者对绿色食品的认可度如何	

活动 3　认识有机食品

有机食品是指按照有机农业生产标准，在生产中不采用基因工程获得的生物及其产物，不使用化学合成的农药、化肥、生长调节剂、饲料添加剂等物质，采用一系列可持续发展的农业技术生产、加工，并经专门机构（国家有机食品发展中心）严格认证的一切农副产品。

（一）国际有机食品发展动态

根据有机农业运动国际联盟（IFOAM）的规定，有机食品是出自有机农业生产体系，按照有机农业和有机食品生产和加工技术规范生产加工并获得有机食品认证的绿色食品。其最大特点是在生产和加工过程中不使用化学农药、化肥和合成添加剂，是一类真正无污染、纯天然、高品位、绿色的健康食品。近十多年来，在 IFOAM 的推动下，有机农业和有机食品的生产和加工得到了迅速发展。各国政府把生态农业和有机农产品看作突破绿色壁垒、提高国际竞争力的基础而大力扶持。在一些发达国家，以有机农业或有机食品为追求目标的计划和行动层出不穷，如德国的“蓝色天使”行动、日本的“生态”标准计划、法国的“标准—环境”计划和加拿大的“环境的选择”行动等。

例如：法国认证标识是法国的优质农产品认证管理制度。在法国，为了向消费者保证产品的质量和来源，农民可以申请 4 种标识认证——原产地命名控制（AOC）、红色标签认证、产品合格证认证及生物农业标识。法国消费者也十分熟悉市场上贴有上述 4 种标识的产品。比如，葡萄酒、奶酪、土豆、禽肉等，都有标识明明白白地告诉你商品的产地，生产加工工艺与质量等级。

20 世纪 90 年代开始，WTO 的《农业协议》将有机农业列入“绿色补贴”的范围。并且欧盟规定，在3年有机转换过程中，农场可得到每公顷50欧元的支持，种植有机蔬菜可得到每公顷300欧元的支持，如果要建造温室，可另加150欧元的支持。到1996年，欧盟扶持发展了5 500个生态家庭农场，总面积达130万 hm^2。德国约有36%的农场专门从事有机食品原料的生产，西欧、北欧的其他国家从事有机生产的农场约为18%。美国扶持发展了1.2万个有机农场，约占农场总数的14%。亚洲的有机食品发展速度相对较慢，大部分国家仍处在起步阶段，只有日本和韩国发展较快。到目前为止，日本已有8 000多个有机农场，韩国有机农业协会已在全国建立了1 400多个分会，指导17 000个农户从事有机农业生产。

在巨大的市场需求和政策推动下，有机农业发展迅速。目前世界上实行有机管理的农业用地面积约1 055万 hm^2。1986—1996年，欧盟国家的有机农业用地面积的年均增长率达到30%。阿根廷有机农业用地由1992年的5 500 hm^2 增长到1999年的38万 hm^2，增加了70倍。

过去10年中，欧盟、美国及日本的有机食品销售量年均增长率为25%～30%。韩国的有机食品销售量的年均增长率约为40%。2000年，日本的有机食品市场销售额达26亿美元。预计到2006年，欧盟有机食品市场销售额将增至580亿美元，美国增至470亿美元。在发达国家，所销售的有机食品大部分依赖进口，德国、荷兰和英国每年进口的有机食品分别占有机食品消费总量的60%、60%和70%，价格通常比常规食品高20%～50%，有些品种高出1倍以上。

目前，有机食品的消费市场主要在发达国家。调查显示，67%的荷兰人、50%的英国人、82%的德国人和77%的美国人购买商品时优先选择环保商品。在德国，整个婴幼儿食品几乎都是有机食品，慕尼黑30%的日常食品都标有有机食品标志，有机食品占据了当地市场主流。日本有3%～5%的人经常食用有机食品。欧盟各国有机食品消费量占世界有机食品总产量的3/4，1999年欧洲有机食品和饮料的销售额达63亿美元。在今后的几年内，有机食品销售额占食品销售额的比例将由目前的1%猛增到10%。20世纪90年代初统计，德国有机食品市场占有率为3%～5%，美国为1%～2%，日本小于3%。据专家预测，到21世纪中期，有机食品将进入寻常百姓的餐桌，消耗量将比目前增加5倍多。

(二)国内有机食品发展动态

近几年，我国的有机食品生产发展较快，开发的种类迅速增加，2004年有机食品企业和产品比2003年分别增长了1.2倍和1.4倍，总产量扩大了1.7倍。截至2005年6月底，全国经中绿华夏有机食品认证中心认证的有机食品企业288家，产品843个，总产量45万t，认证面积169万 hm^2。

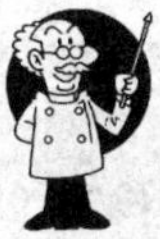

找一找

同学们分组到超市进行调查，讨论以下问题并填写表1-2。

表1-2　有机食品调查

问题	讨论分析
超市中哪些食品是有机食品	
有机食品的包装与普通食品有何不同	
有机食品的价格与普通食品有何差别	
消费者对有机食品的认可度如何	

活动4　认识无公害农产品

无公害农产品是经省一级农业行政主管部门认证，允许使用无公害食品标志，无污染、绿色、农药和重金属均不超标的农产品及其加工产品的总称。

（一）无公害农产品行动计划

为适应农业发展新阶段的客观要求，尽快提高我国农产品质量绿色水平和市场竞争力，根据国务院的指示精神，2001年4月份，农业部启动了"无公害农产品行动计划"，并率先在北京市、天津市、上海市和深圳市进行试点，取得了明显成效。2002年7月份，决定在全国范围内全面实施。当前"无公害农产品行动计划"已成为一项提高农产品质量绿色水平和保证绿色消费的"民心工程"。

（二）无公害农产品行动计划的意义

无公害农产品行动计划是统筹城乡经济发展的重要结合点，是当前我国农业结构调整的重点和难点，是全面建设小康社会的重要内容。

（三）无公害农产品行动计划的工作重点

多年来，农业部门围绕提升农产品质量绿色水平做了大量工作，特别是实施无公害农产品行动计划以来，各项工作进展较快，主要体现在8个方面：①农业技术标准体系建设，②检验检测体系建设，③加快认证体系建设，④加大执法监管力度，⑤推进农业名牌发展战略，⑥创建无公害生产基地，⑦实施专项整治，强化污染源头治理，⑧加大了宣传培训。

（四）"无公害农产品行动计划"取得的成效

2001年7月份开始，对京、津、沪、深4个城市蔬菜农药残留状况进行检测，按国家标准判断，2003 年 9 月份四城市平均合格率为 85.6%，比 2001 年 7 月份提高了 28.4%，2003 年 1 月份又开始对 27 个省会城市、4 个直辖市进行检测，9 月份 37 个城市的蔬菜农药残留合格率为 82.7%，比 1 月份提高了 5.7%；按 CAC(国际食品法典委员会)标准判断，9 月份 4 个直辖市城市平均合格率为 92.3%，37 个省会城市为 88.6%。

生猪“瘦肉精”检测合格率也大幅度提高。2003 年 9 月份，京、津、沪、深 4 个城市“瘦肉精”样品检测合格率为 98.5%，比 2001 年 7 月份提高了 27.4%。对郑州、杭州等 16 个城市检测，2003 年 9 月份合格率为 98.6%，比 2003 年 1 月份提高了 3.3%。

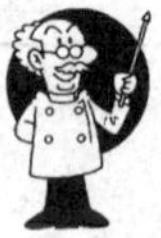

找一找

同学们分组到超市进行调查，讨论以下问题并填写表 1-3。

表 1-3　无公害农产品调查

问题	讨论分析
超市中哪些食品是无公害农产品	
无公害农产品的包装与普通食品有何不同	
无公害农产品的价格与普通食品有何差别	
消费者对无公害农产品的认可度如何	

任务二　认识食品安全存在的问题及解决方案

任务目标

了解食品安全发展中存在的问题。

活动 1　了解食品安全存在的问题

(一)食品不安全问题

长期以来，由于耕地与人口的矛盾，我国农业生产以追求产量最高为主要目标，大量使用化肥、农药，甚至使用国家早已明令禁止生产和使用的农药，不仅对环境造成较大破坏，更使农作物中有害物质残留问题日益严重，影响了农产品质量和人民的身体健康。

1. 食物中毒

近年来，全国食物中毒现象屡见不鲜。如：江西省永修县发现全县有 5 000 人以上采食 6 种野蘑菇中毒，有 4 人因中毒过重，经抢救无效死亡。有关专家经调研，断定毒菇是灰花纹鹅膏菌，是世界上最毒的蘑菇系，一只蘑菇足可致人死亡，目前世界上尚无专门解药。

“致癌大米”惊现广州！白云区黄石路江夏村永康米业加工厂，生产的大米黄曲霉毒素 B_1 严重超标，造成数千人食物中毒。据了解，黄曲霉毒素 B_1 为分子真菌素，其毒性为氯化钾的 10 倍，为砒霜的 68 倍。此外，它还有很强的致癌作用。研究表明，乙型肝炎病毒与黄曲霉毒素 B_1 是我国肝癌发生的两大主要危险因素。

吉林吉化集团所属几所学校近 3 000 名学生集体喝奶食物中毒。根据当地卫生防疫部门的抽查，该批学生奶菌落总数和大肠菌群严重超标。其中菌落总数超过国家规定标准 3 600 倍，大肠菌群超标 800 倍。

农药残留中毒屡屡发生。1996 年至今，广州共发生食菜中毒 21 起，甲胺磷中毒为 20 起，563 人中毒；1999 年卫生部收到的 97 起共 4 999 人中毒中，农药中毒就占 1 166 人，死亡 69 人；2000 年农药中毒为 141 人，死亡 35 人，并且还发现许多人在用我国早已明令禁止使用的剧毒农药 DDT、六六六。

2. 假冒伪劣产品

海产品用甲醛增亮增韧，馒头、包子用 SO_2 熏蒸，大米用矿物油增亮，泔水中“炼油”，生猪饲料中大量使用“瘦肉精”、抗生素、性激素，一些保健品名不符实、含菌量超标，用化学合成物掺兑的酱油、食醋充斥县城、农村农贸市场。不法制造商受利益驱使，以假充真、以次充好，甚至掺“毒”等现象触目惊心。

老百姓对此忧心忡忡，更为严重的是我国目前大量使用的农药多由有机化合物组成，有机磷、有机氮等残留物在自然环境中难以降解，通过食物链进入人体后不能全部排出，在体内积存造成慢性中毒，而慢性中毒还没有引起人们足够的重视，造成一些疾病包括癌症的发病率升高。

(二)不安全因素分析

1. 农民生产仍以产量目标为主，对发展安全食品缺乏应有的认识

近 20 年来，我国农业生产对化肥、农药的依赖程度越来越高，化肥、农药对农作物产量的提高也确实起到了极为重要的作用。所以，当发展安全食品生产与施用化肥、农药发生冲突时，农民选择了施用化肥、农药提高产量，却放弃安全食品。这种现象不仅在大田生产中表现相当突出，在一些大棚生产中、甚至在一些安全食品挂牌生产基地也有不同程度的表现。而近几年来，随着科技水平的提高，也出现了一些新的影响食品绿色的因素。为了提高产量在蔬菜等植物生产中滥用生长调

节剂、在畜牧业生产中滥用生长激素的现象也越来越普遍，已经成为威胁食物绿色的新隐患。所以，提高农民对发展安全食品生产的认识，让农民自觉按安全食品生产技术规程进行生产，是我国安全食品发展的关键。

2. 安全食品生产的一些关键技术跟不上发展的要求

由于在安全食品生产过程中要求禁用或限用农药和化肥等化学合成物质，因而势必要求较高的生产技术与之配套。目前，在安全食品生产过程中还有许多关键技术尚需解决，主要包括土壤生态培肥与地力维持技术、病虫草害综合防治技术、环境污染控制与综合治理技术、废弃物的资源化利用技术以及安全食品的加工、包装、运输与储藏保鲜技术等。如病虫草害综合防治是安全食品生产的重要一环，对产品的产量和质量有很大影响。病虫草害综合防治要求从作物—病虫草害等整个生态系统出发，根据作物不同生育期病虫草害发生危害的情况，合理调整作物—病虫草害—天敌—环境之间的相互依存、相互制约关系，充分发挥自然控制因素的作用和使用生物防治技术，不用或少用化学合成农药，从而创造不利于病虫害孳生而有利于天敌繁衍的环境条件，保持农业生态系统的平衡和生物的多样性，减少食品中的农药污染。这一完整的综合防治系统，虽说进行了多年的研究，但至今仍没有突破性进展。

3. 缺少符合安全食品生产需要的生产资料，制约了安全食品大规模发展

缺少既符合安全食品生产要求、又与传统化肥、农药等功效相当的生产资料，是目前安全食品生产、特别是一些挂牌安全食品生产基地违规生产的主要原因。我国目前生产中的主要生产资料如化肥、农药、杀虫剂、除草剂、饲料添加剂等，食品加工过程中的保鲜剂、人工色素等，完全能符合安全食品生产要求的产品种类不多，即使有，不是因为价格问题、就是因为功效问题等原因而不能在生产中广泛推广应用，从而制约了我国安全食品生产大规模的发展。

4. 缺少安全生产过程的跟踪监督机制

目前，由于我国安全食品发展方兴未艾，各地热衷申报安全食品标志，管理部门主要精力集中于前期的考察与标志审批，相对来说对后期的跟踪管理有所松懈，从而出现原料生产符合标准、加工过程出现污染或加工产品符合标准、市场流通出现污染等现象，最后到居民餐桌上的安全食品少之又少。此外，有些地区对安全食品标志管理监督不严与滥用，出现不少假冒伪劣的产品；对已经获得安全食品标志的生产基地，没有及时的中期跟踪监测、检查与后续管理，产品质量有所下降，有的产品甚至达不到安全食品要求；更有甚者获得安全食品认证过期后（一般有效期3年），却仍在使用。因而造成绿色产品市场混乱的局面，消费者真假难辨，进而损害了真正安全食品生产者的利益，也将从根本上制约安全食品的健康发展。

5. 缺少检测安全食品的简易手段与技术

安全食品从外观上看与普通产品没有任何区别，消费者在市场上根本不可能凭肉眼分别，口味差别微乎其微，食用后除个别有剧毒、高残留产品外，短期内也没有病症表现。所以，如何分辨安全食品是提高绿色产品在消费者心中的信用度、启动消费市场的关键。目前，对绿色产品的检验，主要靠实验室的精密仪器进行测试，时间长、成本高，难以普遍推广；因而迫切需要简单快捷、成本低廉的检测绿色产品的技术与产品，使普通消费者在市场上一目了然地加以分别，以提高绿色产品的市场份额。

6. 对安全食品生产缺少必要的扶植

安全食品是一类无污染、绿色、优质食品，在国外，其价格一般比普通产品价格高 50%～200%，生产者的利益能得到保证，因而也有极大的生产积极性。但在我国，由于多方面的原因，优质不优价，许多安全食品根本不可能有如此高的价格优势，致使安全食品的经济效益与普通产品没有明显的差异。此外，在安全食品生产过程中，一方面，要符合安全食品生产要求而不用或少用化肥农药，一定程度上影响产品产量；另一方面，在生产过程中要投入更多时间进行精耕细作，生产成本相对比普通产品要高。这样，安全食品生产在价格上没有明显优势，成本却要高于普通产品，从而使安全食品生产者的利益没有得到保证，必然影响到生产者的积极性，最终将影响我国安全食品的发展。因此，从中央到地方的各级政府部门要高度重视安全食品生产，并采取实际的政策措施，从资金倾斜、科技投入、价格保护等方面扶植安全食品的发展。

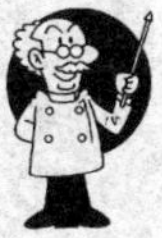

议一议

分组讨论一下食品发展中存在问题和原因，并给出你的解决建议。

活动 2　探索食品安全存在问题的解决方案

安全食品中的绿色食品、有机产品、无公害农产品的产品认证分别有严格的认证标准和认证程序，能够有效地保证其产品的安全性。另外，食品生产企业通过危害分析及关键控制点（Hazard Analysis Critical Control Point，HACCP）认证、ISO 22000 食品安全管理体系认证、ISO 9001 质量管理体系认证等体系认证时都对于企业食品的生产从采购到销售每个环节严格按照标准进行审核，能够有效地消除或降低食品中存在的危害。因此大力推进食品的相关认证是解决食品安全问题的有效途径。

想一想

为什么大力推进食品的相关认证是解决食品安全的有效途径？

项目二　认识食品相关法律法规

项目说明

本项目要共完成3个任务。任务一使同学们理解食品相关法律法规体系;任务二使同学们掌握重要的食品相关法律法规;任务三使同学们掌握识别和使用食品相关法律法规的途径和方法。

任务一　认识食品的法律法规体系

任务目标

掌握食品相关法律法规体系。

掌握不同层次法规的区别。

活动1　案例

2009年6月1日,《中华人民共和国食品安全法》正式实施,该部法律从起草、制定到审议通过历时5年,跨越2届全国人大常委会,历经4次审议,足以体现《食品安全法》的重要性。该部法律关系到广大人民群众的身体健康和生命安全,关系国家经济健康发展及社会和谐稳定,关系到我国政府的执政信誉,关系到我国在国际社会的形象,这是我国食品安全法制建设史上又一个里程碑。该部法律的实施牵动了普通百姓的心,成为了历来受关注程度最高的一部法律。

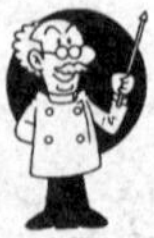

议一议

一部法律为什么会对食品行业有这么大的影响?

活动 2　学习食品的法律法规体系

我国和食品相关的法律法规分为 4 个层次:法律、行政法规、部门规章和规范性文件。

1. 法律

法律是由全国人大及其常委会审议制定,国家主席签署主席令颁布实施的规范性文件。

2009 年 6 月 1 日正式实施的《中华人民共和国食品安全法》,是我国食品安全法律体系中法律效力层级最高的规范性文件,是制定从属性食品安全法规、规章及其他规范性文件的依据。现已颁布实施的与食品相关的法律有《中华人民共和国产品质量法》、《中华人民共和国农产品质量安全法》、《中华人民共和国标准化法》、《中华人民共和国农业法》、《中华人民共和国进出口商品检验法》、《中华人民共和国进出境动植物检疫法》、《中华人民共和国广告法》、《中华人民共和国消费者权益保护法》、《中华人民共和国反不正当竞争法》、《中华人民共和国商标法》等。

2. 行政法规

行政法规分国务院制定的行政法规和地方性行政法规 2 类。它的法律效力仅次于法律。食品行业管理行政法规是指国务院的部委依法制定的规范性文件,行政法规的名称为条例、规定和办法等。由国务院总理签署总理令,对某一方面的行政工作做出比较全面、系统的规定,称为"条例",如《中华人民共和国食品安全法实施条例》、《中华人民共和国农产品质量安全法实施条例》等。对某一方面的行政工作做出部分的规定,称为"规定";对某一项行政工作做出比较具体的规定,称为"办法",如《生鲜乳生产收购管理办法》等。地方性食品行政法规是指省、自治区、直辖市人民代表大会及其常务委员会依法制定的规范性文件,这种法规只在本辖区内有效,且不得与宪法、法律和行政法规等相抵触,并报全国人民代表大会常务委员会备案,才可生效。如《河北省食品卫生法实施细则》、《河北省食品卫生许可证发放管理办法》等。

3. 部门规章

部门规章包括国务院各行政部门制定的部门规章和地方人民政府制定的规

章。如《食品添加剂卫生管理办法》、《新资源食品卫生管理办法》、《有机食品认证管理办法》、《转基因食品卫生管理办法》等。

4.其他规范性文件

规范性文件不属于法律、行政法规和部门规章，也不属于标准等技术规范，这类规范性文件如国务院或个别行政部门所发布的各种通知、地方政府相关行政部门制定的食品卫生许可证发放管理办法以及食品生产者采购食品及其原料的索证管理办法。这类规范性文件也是不可缺少的，同样是食品法律体系的重要组成部分。如《国务院关于进一步加强食品安全工作的决定》、《食品生产企业危害分析与关键控制点(HACCP)管理体系认证管理规定》等。

想一想

(1)分组讨论不同层次的法律体系的特点，并填写表2-1。

表2-1　不同层次的法律体系特点

层次	颁布部门	权限等级
法律		
法规		
部门规章		
规范文件		

(2)所有的食品企业都必须了解与企业产品相关的法律法规吗？

任务二　认识食品相关法律法规

任务目标

掌握《中华人民共和国食品安全法》。

了解《农药管理条例》。

了解《食品生产加工企业质量安全监督管理实施细则(试行)》(国家质检总局79号令)。

掌握《国务院关于进一步加强食品安全工作的决定》规范文件。

活动1 学习《中华人民共和国食品安全法》及其他法律

中华人民共和国食品安全法简介

2009年6月1日,《中华人民共和国食品安全法》正式实施,该部法律是我国食品安全管理的根本大法,是制定其他食品法规、规章等的依据。该部法律的目的是保证食品安全,保障公众身体健康和生命安全。《中华人民共和国食品安全法》学习索引如表2-2所示。

表2-2 《中华人民共和国食品安全法》学习索引

章节	标题	学习索引
第一章	总则	1.目的 2.使用范围 3.监管部门分工和职责 4.行业、公众的义务
第二章	食品安全风险监测和评估	1.食品安全风险监测和评估制度 2.食品安全风险监测和评估开展工作的职责和权限
第三章	食品安全标准	1.食品安全标准的目的和要求 2.食品安全标准的内容 3.食品安全标准的归口部门 4.食品安全标准与食品卫生标准、食品质量标准等的区别与不同 5.食品安全地方标准和企业标准的制定
第四章	食品生产经营	1.食品生产经营应当符合食品安全标准及必须符合的要求 2.禁止生产经营的食品 3.国家对食品生产经营实行许可制度 4.食品生产经营监管分工 5.食品生产经营必须建立食品安全管理制度 6.食品生产企业应当建立食品原料、食品添加剂、食品相关产品进货查验记录制度 7.食品生产企业应当建立食品出厂检验记录制度 8.预包装食品的包装上标签内容 9.国家对食品添加剂的生产实行许可制度 10.食品添加剂的使用原则 11.保健食品的要求 12.国家建立食品召回制度 13.食品广告要求

续表 2-2

章节	标题	学习索引
第五章	食品检验	1. 食品检验机构资质的取得 2. 食品检验实行食品检验机构与检验人负责制 3. 食品安全监督管理部门对食品不得实施免检
第六章	食品进出口	1. 进出口食品执行的标准 2. 进出口食品主管部门和程序 3. 进口的预包装食品应当有中文标签、中文说明书 4. 进口商应当建立食品进口和销售记录制度
第七章	食品安全事故处置	1. 食品安全事故主管部门的责任 2. 食品安全事故发生后企业的责任
第八章	监督管理	1. 分段监督管理 2. 食品安全信息统一公布制度 3. 食品安全事故报告制度
第九章	法律责任	违反本法的处理规定
第十章	附则	术语

《中华人民共和国食品安全法》共 10 章 104 条，全面规定了食品安全活动的各个主体的权利和义务。

其他应学习的法律有《中华人民共和国产品质量法》、《中华人民共和国标准化法》等。《中华人民共和国标准化法》是我国标准化工作的基本法律，于 1989 年 4 月 1 日起实施。该法规定了标准化工作的任务是制定标准、组织实施标准和对标准的实施进行监督。对需要在全国范围内统一的技术要求，应当制定国家标准。对没有国家标准而又需要在全国某个行业范围内统一的技术要求，可以制定行业标准。企业生产的产品没有国家标准和行业标准的，应当制定企业标准，作为组织生产的依据。企业的产品标准须报当地政府标准化行政主管部门和有关行政主管部门备案。已有国家标准或行业标准的，国家鼓励企业制定严于国家标准或行业标准的企业标准，在企业内部适用。国家标准、行业标准分为强制性标准和推荐性标准。强制性标准，必须执行，禁止生产、销售、进口不符合强制性标准的产品；推荐性标准，国家鼓励企业自愿采用。

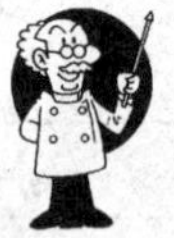

答一答

(1)《中华人民共和国食品安全法》已由中华人民共和国第十一届全国人民代表大会常务委员会第七次会议通过。其通过时间是(　　)。

A. 2007 年 2 月 28 日　　B. 2009 年 2 月 28 日

C. 2008 年 2 月 28 日　　D. 2009 年 3 月 28 日

(2)根据《食品安全法》第十九条,(　　)标准是强制执行的标准。

A. 食品安全　B. 食品卫生　C. 商品定价　D. 食品认证

(3)食品生产经营者应当建立并执行从业人员健康管理制度。患有痢疾、伤寒、病毒性肝炎等消化道传染病的人员,以及患有活动性肺结核、化脓性或者渗出性皮肤病等有碍食品安全的疾病的人员,不得从事接触直接入口食品的工作。食品生产经营人员应当(　　)进行健康检查,取得健康证明后方可参加工作。

A. 每年　B. 二年　C. 三年　D. 四年

(4)食品生产经营企业应当建立健全本单位的(　　),加强对职工食品安全知识的培训,配备专职或者兼职食品安全管理人员,做好对所生产经营食品的检验工作,依法从事食品生产经营活动。

A. 食品安全管理制度　　B. 卫生管理制度

C. 经营管理制度　　D. 认证制度

(5)食品生产者采购食品原料、食品添加剂、食品相关产品,应当查验供货者的许可证和(　　)证明文件,对无法提供合格证明文件的食品原料,应当依照食品安全标准进行检验,不得采购或者使用不符合食品安全标准的食品原料、食品添加剂、食品相关产品。

A. 产品合格　B. 进货票据　C. 认证标示　D. 生产证明

(6)根据《食品安全法》第三十七条食品生产企业应当建立食品(　　),查验出厂食品的检验合格证和安全状况,并如实记录食品的名称、规格、数量、生产日期、生产批号、检验合格证号、购货者名称及联系方式、销售日期等内容。

A. 出厂检验记录制度　B. 统计制度　C. 审核制度　D. 发货记录

(7)食品出厂检验记录应当真实,保存期限不得少于(　　)。

A. 一年　B. 二年　C. 三年　D. 四年

(8)国家建立(　　)制度。食品生产者发现其生产的食品不符合食品安全标准,应当立即停止生产,召回已经上市销售的食品,通知相关生产经营者和消费者，并记录召回和通知情况。

A. 食品召回　　B. 食品查验　　C. 食品纠正

(9)(　　)实行食品检验机构与检验人负责制。食品检验报告应当加盖食品检验机构公章，并有检验人的签名或者盖章。食品检验机构和检验人对出具的食品检验报告负责。

A. 食品加工　　B. 食品检验　　C. 食品出售　　D. 食品流通

(10)根据《食品安全法》第六十条规定，食品安全监督管理部门对食品不得实施(　　)。

A. 免检　　B. 定期监检　　C. 委托检验　　D. 专项检验

(11)《食品安全法》规定，生产经营直接入口的食品，应当有小包装或者使用的包装材料、餐具应(　　)。

A. 干净、卫生　　B. 无毒、清洁　　C. 完好、有用

(12)《食品安全法》规定，食品生产经营用水应当符合国家规定的(　　)卫生标准。

A. 生活饮用水　　B. 工业用水　　C. 蒸馏水

(13)《食品安全法》规定，食品生产经营企业应当制定(　　)，定期检查本企业各项食品安全防范措施的落实情况，及时消除食品安全事故隐患。

A. 食品纠正预案　　B. 食品安全事故处置方案　　C. 食品安全补救预案

(14)根据《食品安全法》第七十一条，发生食品安全事故的单位应当立即予以处置，防止事故扩大。事故发生单位和接收病人进行治疗的单位应当及时向事故发生地县级(　　)报告。

A. 工商部门　　B. 质量部门　　C. 卫生行政部门

(15)根据《食品安全法》第八十四条违反本法规定，未经许可从事食品生产经营活动，或者未经许可生产食品添加剂的，由有关主管部门按照各自职责分工，没收违法所得、违法生产经营的食品、食品添加剂和用于违法生产经营的工具、设备、原料等物品；违法生产经营的食品、食品添加剂货值金额不足一万元的，并处二千元以上五万元以下罚款；货值金额一万元以上的，并处货值金额(　　)罚款。

A. 五倍以下　　B. 五倍以上十倍以下　　C. 十倍以上

(16)用非食品原料生产食品或者在食品中添加食品添加剂以外的化学物质和其他可能危害人体健康的物质，或者用回收食品作为原料生产食品且违法生产经营的食品货值金额不足一万元的，并处(　　)罚款。

A. 一千元以上十万元以下　　B. 二千元以上五万元以下

C. 五千元以上五万元以下

(17)根据《食品安全法》第八十八条违反本法规定，事故单位在发生食品安全

事故后未进行处置、报告的，由有关主管部门按照各自职责分工，责令改正，给予警告；毁灭有关证据的，责令停产停业，并处（　　）以下罚款；造成严重后果的，由原发证部门吊销许可证。

A. 二千元以上十万元以下　B. 五万元以下　C. 十万元以上

(18)国家对食品添加剂的生产实行（　　）制度。申请食品添加剂生产许可的条件、程序，按照国家有关工业产品生产许可证管理的规定执行。

A. 许可　B. 检查　C. 审查

(19)《中华人民共和国食品安全法》规定，国家食品药品监督管理部门负责（　　）。

A. 食品生产环节监督管理　B. 餐饮服务环节监督管理

C. 食品流通环节监督管理　D. 食品安全综合协调职责

(20)（　　）统一负责、领导、组织、协调本行政区域的食品安全监督管理工作。

A. 县级以上地方人民政府　B. 乡级以上地方人民政府

C. 县级以上食品安全委员会　D. 县级以上卫生行政部门

(21)农民个人销售其自产的食用农产品，不需要取得（　　）的许可。

A. 食品生产　B. 食品流通　C. 食品生产和流通　D. 餐饮服务

(22)申请利用新的食品原料从事食品生产或者从事食品添加剂新品种、食品相关产品新品种生产活动的单位或者个人，应当向国务院（　　）提交相关产品的安全性评估材料。

A. 质量监督部门　B. 食品药品监督管理部门

C. 卫生行政部门　D. 工商行政管理部门

(23)食品检验实行（　　）负责制。

A. 食品检验机构　B. 检验人

C. 质量监督部门　D. 食品检验机构与检验人

(24)（　　）有权举报食品生产经营中的违法行为，有权向有关部门了解食品安全信息，对食品安全监督管理工作提出意见和建议。

A. 任何组织或个人　B. 食品生产经营者　C. 消费者　D. 食品企业

(25)国务院卫生行政部门通过（　　）或者接到举报发现食品可能存在安全隐患的，应当立即组织进行检验和食品安全风险评估。

A. 食品安全信用记录　B. 食品安全事故调查

C. 食品安全信息发布　D. 食品安全风险监测

(26)在广告中对食品质量作虚假宣传，欺骗消费者的，应依照（　　）的规定给予处罚。

A.《中华人民共和国广告法》　　　　　B.《中华人民共和国食品安全法》

C.《中华人民共和国消费者权益保护法》　D.《中华人民共和国产品质量法》

(27)食品生产环节的监管由(　　　)负责。

A. 工商行政部门　　　　B. 质量监督部门

C. 卫生行政部门　　　　D. 农业行政部门

(28)食品流通环节的监管由(　　　)负责。

A. 工商行政部门　　　　B. 卫生行政部门

C. 质量监督部门　　　　D. 食品药品监督管理部门

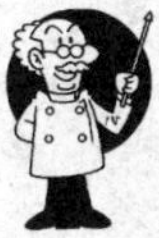

练一练

分组:分别是“生产经营”研究小组、“食品安全标准”研究小组、“食品检验”研究小组、“食品安全事故处置”研究小组、“食品进出口”研究小组、“食品安全监督管理”研究小组,每组同学利用网络平台、图书馆等渠道收集整理相关的法律知识,小组学习讨论后制作幻灯片在班级进行小组汇报,便于其他同学学习,汇报采用组长负责制,汇报过程中小组成员可以进行补充汇报,汇报完小组回答班级同学的提问。其具体实施方案如表 2-3 所示。

表 2-3　研究小组实施方案

学习小组	组长	小组名单	成员分工	汇报内容	汇报得分
“生产经营”研究小组					
“食品安全标准”研究小组					
“食品检验”研究小组					
“食品安全事故处置”研究小组					
“食品进出口”研究小组					
“食品安全监督管理”研究小组					

活动 2　学习《农药管理条例》及其他法规

2001 年 11 月 29 日,国务院颁布实施了《农药管理条例》(中华人民共和国国务院令 326 号)。该条例对于规范我国农药的使用,保证食品安全具有里程碑的意义。《农药管理条例》学习索引如表 2-4 所示。

表 2-4 《农药管理条例》学习索引

章节	标题	学习索引
第一章	总则	1. 目的 2. 农药定义 3. 农药管理国家归口部门
第二章	农药登记	1. 国家实行农药登记制度 2. 登记方法和内容 3. 登记工作的开展
第三章	农药生产	1. 开办农药生产企业具备条件 2. 国家实行农药生产许可制度 3. 农药产品包装必须贴有标签或者附具说明书 4. 农药生产必须按照标准进行 5. 农药产品必须检验合格出厂
第四章	农药经营	1. 农药经营单位应当具备的条件 2. 农药经营行为要求
第五章	农药使用	1. 农药使用的推广部门 2. 农药使用的原则
第六章	其他规定	1. 禁止生产、经营和使用假农药 2. 处理假农药、劣质农药、过期报废农药、禁用农药、废弃农药包装和其他含农药的废弃物的原则
第七章	罚则	违反本条例的处罚
第八章	附则	说明

农药管理条例是保证食品安全的重要法规。其他应该学习的法规还有《兽药管理条例》、《中华人民共和国食品安全法实施条例》等。

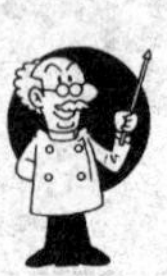

查一查

1. 利用网络等手段，查找不同农产品国家允许使用的农药的种类和数量。
2. 思考一下你单位食品中是否可能有农药残留，若可能有应该如何控制。

活动 3　学习《食品生产加工企业质量安全监督管理实施细则（试行）》（国家质检总局 79 号令）及其他部门规章

2005 年 9 月 1 日，国家质量监督检验检疫总局颁布实施了《食品生产加工企业质量安全监督管理实施细则（试行）》（国家质检总局 79 号令），该部门规章是规范食品生产加工企业质量安全监督管理工作的指导性文件，适合在中华人民共和国境内从事以销售为目的的所有生产经营活动。国家质检总局 79 号令学习索引如表 2-5 所示。

表 2-5 国家质检总局 79 号令学习索引

章节	标题	学习索引
第一章	总则	1. 适用范围 2. 食品定义 3. 国家实行食品质量安全市场准入制度 4. 组织食品生产加工企业质量安全监督管理工作的职责分工
第二章	食品生产加工企业必备条件	1. 食品生产加工企业必备条件 2. 食品生产加工企业在生产加工过程中严禁的行为
第三章	食品生产许可	1. 食品生产许可的职责分工 2. 食品生产加工企业申领食品生产许可证，应当按规定提供相应的材料 3. 生产许可的流程和时间 4. 现场核查的程序 5. 食品生产许可证的有效期 3 年 6. 建立食品生产许可证档案管理制度
第四章	食品质量安全检验	1. 食品生产加工企业对用于生产加工食品的原材料、食品添加剂、包装材料和容器等必须实施进货验收制度 2. 食品出厂必须经过检验 3. 对食品生产加工企业的产品实施强制检验制度 4. 承担食品检验工作的检验机构和人员的要求
第五章	食品质量安全市场准入标志与食品生产许可证证书	1. 食品生产许可证证书分为正本和副本 2. 出厂前必须在其包装或者标识上加印(贴)QS 标志 3. 食品生产许可证编号由英文字母 QS 和 12 位阿拉伯数字组成 4. 任何单位和个人不得伪造、变造、冒用食品生产许可证证书、QS 标志和食品生产许可证编号

续表 2-5

章节	标题	学习索引
第六章	食品质量安全监督	1. 食品生产加工企业应当对其所生产加工食品的质量安全负责 2. 每年自查的要求 3. 对食品生产企业实行分类监管制度 4. 对食品生产企业及其生产活动实行巡查 5. 对不安全食品实行召回制度
第七章	核查人员和检验人员	1. 国家对从事企业必备条件的核查人员实行资格管理制度 2. 国家质检总局统一规定检验人员的资格注册管理办法 3. 核查人员、检验人员经注册或者批准备案后，方可持证上岗
第八章	法律责任	违法本规章承担的法律责任
第九章	附则	说明

79 号令共 9 章 108 条。其他需要学习的部门规章有《食品添加剂生产监督管理规定》、《新资源食品卫生管理办法》、《有机食品认证管理办法》、《转基因食品卫生管理办法》、《食品召回管理规定》和《食品标识管理规定》等。

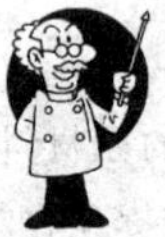

查一查

通过网络等平台学习表 2-6 中部门规章的主要内容。

表 2-6 部门规章一览表

序号	规章名称	颁布部门	实施日期	适合情况	学习记录
1	《食品添加剂生产监督管理规定》				
2	《新资源食品卫生管理办法》				
3	《有机食品认证管理办法》				
4	《转基因食品卫生管理办法》				
5	《食品召回管理规定》				
6	《食品标识管理规定》				
7	《食品流通许可证管理办法》				
8	《餐饮服务许可管理办法》				
……					

活动4　学习《国务院关于进一步加强食品安全工作的决定》规范文件

2004年9月1日，中华人民共和国国务院做出了《国务院关于进一步加强食品安全工作的决定》，该决定对于指导我国食品安全工作具有重大意义。《国务院关于进一步加强食品安全工作的决定》学习索引如表2-7所示。

表2-7　《国务院关于进一步加强食品安全工作的决定》学习索引

序号	标题	具体内容
一	指导思想、工作原则和工作目标	指导思想和工作原则
二	近期工作重点	(一)大力整顿食品生产加工业，切实提高食品工业水平 (二)加大农业投入品专项整治力度，从源头上防止农产品污染 (三)狠抓薄弱环节，进一步加强食品流通、消费领域的监管 (四)把儿童及农村食品市场整治作为重中之重，切实维护未成年人、农民和低收入者的利益 (五)依法彻查大案要案，震慑违法犯罪分子 (六)搞好食品安全宣传，服务发展大局
三	几项重要措施	(一)进一步理顺有关监管部门的职责 (二)强化地方政府对食品安全监管的责任 (三)加强基层执法队伍建设 (四)完善食品安全法律法规和部门规章 (五)建立健全食品安全标准和检验检测体系 (六)加快食品安全信用体系和信息化建设

其他需要学习的规范文件有《食品生产企业危害分析与关键控制点(HACCP)管理体系认证管理规定》等。

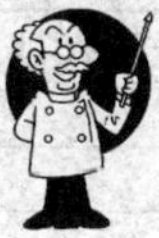

议一议

国务院发布《国务院关于进一步加强食品安全工作的决定》的意图是什么？

任务三　识别和利用食品相关法律法规

任务目标

掌握识别法律法规的途径。

掌握利用法律法规的方法。

活动1　识别食品相关法律法规的途径

食品相关法律法规识别情况关系到食品生产经营企业的食品安全控制水平。食品相关法律法规的识别途径见表2-8。

表2-8　食品相关法律法规的识别途径

序号	识别途径	网址	方式
1	食品伙伴网	www. foodmate. net	网络
2	国家质量监督检验检疫总局	www. aqsiq. gov. cn	网络
3	北京市质量技术监督局	www. bjtsb. gov. cn	网络
4	中华人民共和国卫生部	www. moh. gov. cn	网络
5	国家食品药品监督管理局	www. sda. gov. cn	网络
6	所在地区的质量技术监督局	房山区质量技术监督局	开会、电话等
……			

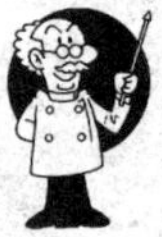

试一试

分别登录表2-8中的网站查找本项目提到的所有法律法规并下载学习。

活动2　利用食品相关法律法规的方法

将收集到的所有法律法规列入法律法规一览表(表2-9)中,并评价出哪条适合本企业,并将标记适用企业实际条款的法律法规分发到企业相关部门。

表2-9　食品相关法律法规一览表

序号	法律法规	实施日期	适用企业的条款	分发到的部门	签收人	签收日期
1						
2						
3						
4						
5						
6						
……						

由于法律法规不断进行修订，企业每年至少进行一次法律法规重新的识别工作，并将适用于企业新的法律法规及时准确地传达到相关部门进行贯彻落实。

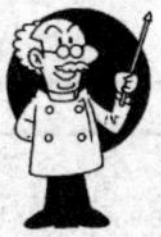

练一练

分组，利用表 2-9 分别对不同监管部门识别法律法规，并分发到适用部门。

项目三　认识食品相关标准

项目说明

本项目共完成3个任务。任务一使同学们认识食品标准的概念和种类，任务二使同学们掌握蛋制品企业食品标准种类，任务三使同学们掌握食品企业食品标准识别和使用的方法。

任务一　认识食品标准

任务目标

理解食品标准对于食品生产经营企业的重要性。

掌握食品标准的分类。

活动1　案例

2010年3月份，某企业在接受北京市抽查时被发现该企业产品标签上明示执行标准为1994版的国家标准，而该产品标准国家已经颁布了2008版，同时1994版废止。该企业被查出的产品涉及数量约100 t，产品遍布全国32个省、自治区、直辖市，北京市质量技术监督局立即做出处罚决定：企业停产整顿，责令企业启动产品召回措施，将企业的库存产品立即封存重新检验，将召回的产品封存，依据《中华人民共和国食品安全法》的相关规定处以企业10倍货款的处罚。

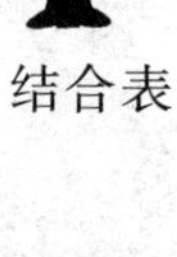

议一议

结合表3-1所列的相关主题，分析讨论该事件发生的原因及食品企业日常应该如何管理食品标准。

表 3-1　事件的原因分析及食品企业日常管理食品标准的方法

分析主题	原因或日常正确做法
1. 企业出现被处罚的原因	
2. 食品企业如何管理食品标准	

活动 2　学习食品标准

(一)食品标准

食品标准是食品生产经营者在其生产经营活动中重要的执行依据,是国家对食品生产经营活动监管的依据。

截至 2003 年年底,我国共发布食品标准约 3 400 项,其中国家标准 2 206 项,行业标准 1 194 项。按照食品安全标准的范围与类型划分,与食品安全相关的标准共计 2 619 项,其中国家标准 1 000 项,行业标准 1 619 项。食品安全基础标准 31 项,食品中有毒有害物质限量标准 216 项(其中限量标准 67 项、涉及限量指标的产品卫生标准 149 项),与食品接触材料卫生标准 40 项,食品安全控制与管理标准 588 项,食品安全检验检测方法标准 1 560 项,食品安全标签标识标准 21 项,特定食品产品标准 163 项,如表 3-2 所示。

表 3-2　食品安全标准类型划分及其分布

项目	国家标准	行业标准	合计
食品安全基础标准	17	14	31
食品中有毒有害物质限量标准	198	18	216
与食品接触材料卫生标准	36	4	40
食品安全管理与控制标准	107	481	588
食品安全检验检测方法标准	623	937	1 560
食品安全标签标识标准	9	12	21
特定食品产品标准	10	153	163
合计	1 000	1 619	2 619

根据分类方法不同,食品标准的分类如下:

1. 按照标准的强制性质不同划分

可将食品标准分为强制性和推荐性,其标准代号为“GB”或“GB/T”,“NY”或“NY /T”等。

2.按照标准的等级和使用范围不同划分

可将食品标准分为国际标准、国家标准、行业标准、地方标准、企业标准五大类。国际标准代码为“ISO”等,国家标准代码为“GB”或“GB/T”,行业标准代码不统一,原轻工业部颁布的为“QB”、“SG”,原商业部颁布的为“SB”、“GH”、“LS”,原农牧渔业部颁布的为“SG”,国家出入境检验检疫局颁布的为“SN”,卫生部颁布的为“TJ”,农业部颁布的为“NY”或“NY /T”,地方标准的代码为“DB”,企业标准代码一般为“Q”开头。

3.按食品种类划分

食品标准分为食品添加剂标准、农药标准、兽药标准、食品有机营养成分标准、生化性试验检测标准、限量标准、食品加工与制品标准、基础设施标准类、食品酿造发酵标准、食品包装标准、饮料标准等。

4.按标准在企业的作用不同划分

原辅料标准、生产过程标准、产品标准、添加剂或营养强化剂标准、包材标准、标签标准、检验方法标准等。

(二)食品标准举例

1.食品限量标准

我国关于食品的限量标准中有 8 个强制性国家标准,如表 3-3 所示。

表 3-3 有关人体健康的食品限量标准

序号	标准号	中文名称
1	GB 2761—2005	食品中真菌毒素限量标准
2	GB 2762—2005	食品中污染物限量标准
3	GB 2763—2005	食品中农药最大残留限量标准
4	GB 13106—1991	食品中锌限量卫生标准
5	GB 15199—1994	食品中铜限量卫生标准
6	GB 15200—1994	食品中铁限量卫生标准
7	GB 18394—2001	畜禽肉水分限量标准
8	GB 14882—1994	食品中放射性物质限制浓度标准

2.食品标签、标识方面的安全标准

我国的国家标准中有 3 个关于标签方面的标准，它们分别是《预包装食品标签通则》(GB 7718—2004)、《预包装饮料酒标签通则》(GB 10344—2005)、《预包装特殊膳食用食品标签通则》(GB 13432—2004),这 3 个标准均为强制性国家标准。另外,国家质量监督检验检疫总局 2007 年 8 月 27 日公布了《食品标识管理规定》,在规定中规范了有关食品标识的标注和管理。

3.食品生产经营过程标准

我国国家标准中有关食品生产过程的现行卫生规范有23个，其中《奶牛场卫生规范》(2006年)、《熟肉制品企业生产卫生规范》(2003年)、《定型包装饮料用水企业生产卫生规范》(2003年)、《禽肉生产企业兽医卫生规范》(2008年)相对较新。《禽肉生产企业兽医卫生规范》(GB/T 22469—2008)为推荐性国家标准。另外，我国现行的国家标准中还有9个良好生产规范(表3-4)，其中有4个是2009年发布的推荐性国家标准，另外5个是强制性国家标准。

表3-4 食品企业有关良好生产规范方面的国家标准

序号	标准号	中文名称
1	GB 8956—2003	蜜饯企业良好生产规范
2	GB 12693—2003	乳制品企业良好生产规范
3	GB 12695—2003	饮料企业良好生产规范
4	GB 17404—1998	膨化食品良好生产规范
5	GB 17405—1998	保健食品良好生产规范
6	GB/T 23531—2009	食品加工用酶制剂企业良好生产规范
7	GB/T 23542—2009	黄酒企业良好生产规范
8	GB/T 23543—2009	葡萄酒企业良好生产规范
9	GB/T 23544—2009	白酒企业良好生产规范

4.食品质量标准

关于食品安全有关的质量要求，我国国家标准主要是各种产品卫生标准，共有84个，如《肉类罐头卫生标准》(GB 13100—2005)、《食糖卫生标准》(GB 13104—2005)、《蜜饯卫生标准》(GB 14884—2003)、《辐照猪肉卫生标准》(GB 14891.6—1994)等。这类标准里主要技术要求包括原料、感官、理化指标、微生物指标、食品添加剂、生产加工过程包装、标识、储存及运输、检验方法。

5.食品检验方法

关于检验方法标准如食品理化检验的标准GB/T 5009系列标准，食品微生物学检验系列标准GB 4789系列标准。

(三)动态

2009年6月1日实施的《中华人民共和国食品安全法》第二十六条规定："国务院卫生行政部门应当对现行的食用农产品质量安全标准、食品卫生标准、食品质量标准和有关食品的行业标准中强制执行的标准予以整合，统一公布为食品安全国家标准。"目前只有乳品行业的食品安全国家标准已经颁布，部分将于2010年6月1日正式实施。因此乳品行业必须采用食品安全国家标准，其他行业食品安全标准整合尚未完成，企业的日常生产经营活动还需要根据需要识别国家相关标准，并应关注食品安全国家标准的颁布与实施。

想一想

1. 食品标准的价值。
2. 食品标准的分类。
3. 食品安全标准与普通食品标准有何区别。

任务二　学习蛋制品企业收集的食品标准

任务目标

理解蛋制品厂食品安全标准的收集内容。

理解食品企业食品标准的价值。

活动1　案例

一个生产蛋制品的企业正在准备进行 ISO 22000 食品安全管理体系认证，企业的品管部经理需要对企业涉及的所有标准进行收集和整理。

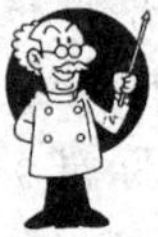

练一练

假如您是这个蛋制品企业的品管部经理，请试着收集企业涉及的食品标准，并填入表 3-5。

表 3-5　蛋制品企业食品标准表

序号	分类	标准	实施日期
1	原辅料、包材标准		
2	添加剂、营养强化剂标准		
3	产品标准及产品卫生标准		
4	包装标签标准		
5	检验方法标准		
6	体系标准		
7	生产过程标准		
……			

活动2 学习蛋制品企业收集的食品标准

每个食品生产企业都有一套严格的标准，对企业从原料采购、生产过程、库房管理、产品出厂检验等环节进行控制，确保企业生产运行平稳、产品质量稳定。由于各个企业生产的产品不同，企业所遵循的标准有所不同，不同企业的原料标准和产品标准是相对的，有时一个企业的产品（遵循的是本企业的产品标准）是另一企业的原料（遵循的是另一企业的原料标准）。本项目结合蛋制品企业的标准进行介绍。

(一)原料标准

蛋制品企业的原料为鸡蛋，辅料为食用盐，包装材料为食品级聚乙烯包装袋、瓦楞纸箱。

1. 原料鸡蛋的标准

生产的产品不同，对原料鸡蛋的要求也不相同，鸡蛋的标准如表3-6所示。

表3-6 原料鸡蛋的标准

序号	标准号	标准名称	名称
1	SB/T 10277—1997	《鲜鸡蛋》	鸡蛋
2	GB 2748—2003	《鲜蛋卫生标准》	
3	NY 5039—2005	《无公害食品 鲜禽蛋》	
4	NY/T 754—2003	《绿色食品 蛋与蛋制品》	

2. 辅料和包装材料的标准

辅料和包材标准包括食盐、聚乙烯成型品、单瓦楞纸箱和双瓦楞纸箱。辅料和包装材料的标准如表3-7所示。

表3-7 辅料和包装材料的标准

序号	标准号	标准名称	名称
1	GB 5461—2000	《食用盐》	食盐
2	GB 2721—2003	《食用盐卫生标准》	
3	GB 9687—1988	《食品包装用聚乙烯成型品》	聚乙烯包装袋
4	GB/T6543—2008	《运输包装用单瓦楞纸箱和双瓦楞纸箱》	瓦楞纸箱

现在国家对食品企业的监管十分严格，要求企业必须建立进货台账，内容包括所购产品名称，采购时间、地点，产品批号、规格等信息，并要求企业向供货商索要资质证明，包括营业执照、税务登记证、卫生许可证或生产许可证，营业执照必须要经过当年年检，每年都要索取所购原料的全项第三方检验报告，每批次到货的原辅

料要随货提供出厂检验报告。

(二)食品卫生规范标准

蛋制品企业在生产过程中遵循 GB 14881—1994《食品企业通用卫生规范》的要求,《食品企业通用卫生规范》从原材料采购及运输卫生要求、工厂设计与设施卫生要求、工厂的卫生管理、生产过程的卫生要求、卫生和质量检验的管理、成品储存及运输的卫生要求、个人卫生与健康的要求等方面对食品企业进行约束管理。

(三)食品产品标准

蛋制品企业的产品标准有国家标准和企业标准 2 种,对鸡蛋的深加工产品采用企业标准,鲜鸡蛋产品采用国家标准 GB 2748—2003《鲜蛋卫生标准》。企业标准必须符合 GB 2749—2003《蛋制品卫生标准》、GB 14480—1994《食品营养强化剂使用卫生标准》、GB 2760—2007《食品添加剂使用卫生标准》、GB 2762—2005《食品中污染物限量》、GB 2763—2005《食品中农药残留最大限量》等标准的要求。特别说明的是 GB 2760—2007《食品添加剂使用卫生标准》,每年都会有增补及扩大使用范围的情况,并且在中华人民共和国卫生部网站"通知公告栏"发布,这就需要定期登录卫生部网站进行查询。

(四)食品检验方法标准

蛋制品企业的产品检验项目包括两大类:微生物指标和理化指标,依据 GB 4789《食品卫生微生物学检验》和 GB/T 5009《食品卫生检验方法 理化部分》进行检验。

1. 微生物出厂检验标准

微生物出厂检验项目包括菌落总数、大肠菌群、沙门氏菌检验、霉菌和酵母菌,微生物出厂检验标准见表 3-8。

表 3-8　微生物出厂检验标准

序号	标准号	标准名称
1	GB 4789.2—2010	《食品卫生微生物学检验 菌落总数测定》
2	GB 4789.3—2010	《食品卫生微生物学检验 大肠菌群测定》
3	GB 4789.4—2010	《食品卫生微生物学检验 沙门氏菌检验》
4	GB 4789.15—2010	《食品卫生微生物学检验 霉菌和酵母菌计数》
5	GB/T4789.19—2003	《食品卫生微生物学检验 蛋与蛋制品检验》

2. 理化出厂检验标准

理化出厂检验项目包括水分、蛋白质、脂肪、游离脂肪酸。理化检验标准见表 3-9。

表 3-9　理化出厂检验标准

序号	标准号	标准名称
1	GB/T 5009.3—2003	《食品中水分的测定》
2	GB/T 5009.5—2003	《食品中蛋白质的测定》
3	GB/T 5009.6—2003	《食品中脂肪的测定》
4	GB/T 5009.47—2003	《蛋与蛋制品卫生标准的分析方法》

3.送检第三方检验

送第三方检验时其他的检验项目包括志贺氏菌、致泻大肠埃希氏菌、金黄色葡萄球菌、总砷及无机砷、总汞及无机汞、铅、锌、六六六、DDT，相关检验标准均可在 GB 4789 和 GB/T 5009 中查到。

4.市级监督抽查和生产许可证发证检验

在市级监督抽查和生产许可证发证检验中还会有如下检验项目：苯甲酸、山梨酸、日落黄、柠檬黄、土霉素、四环素、金霉素、己烯雌酚等。

表 3-10　市级监督抽查和生产许可证发证检验标准

序号	标准号	标准名称	名称
1	GB/T 5009.29—2003	《食品中山梨酸、苯甲酸的测定》	苯甲酸、山梨酸
2	GB/T 5009.35—2003	《食品中合成着色剂的测定》	日落黄、柠檬黄
3	GB/T 5009.116—2003	《畜禽肉中土霉素、四环素、金霉素残留量的测定(高效液相色谱法)》	土霉素、四环素、金霉素
4	GB/T 14931.2—1994	《畜禽肉中己烯雌酚的测定方法》	己烯雌酚

5.食品标签标识标准

蛋制品企业执行的标签标识标准为 GB 7718—2004 预包装食品标签通则。

想一想

1.蛋制品企业涉及的标准总计(　　　)个。

2.蛋制品企业涉及的标准总计(　　　)类。

项目四　申办食品生产许可证

项目说明

本项目共完成 7 个任务。任务一使同学们了解食品生产许可证的基本含义，任务二使同学们了解生产许可证相关法律法规规定，任务三使同学们了解申请生产许可证的基本程序，任务四使同学们学会编制生产许可证申请的体系文件，任务五使同学们掌握食品生产企业的内部整改要点，任务六迎接食品生产许可证现场核查，任务七使同学们了解生产许可证日常管理。

任务一　食品生产许可证的内涵

任务目标

熟知食品生产许可证的内涵。

理解市场准入制度的基本内容。

活动 1　认识生产许可证

(一)案例

称量面包的重量是否符合要求，检测糕点的含糖量是否达标，测量麻花的规格是否合格……2 月 4 日，北京味美食品厂的化验员在认真地做着食品检验。当日，北京市质量技术监督局对整改后的食品加工点进行了验收，6 家糕点食品加工厂通过验收，4 家豆腐加工点被取缔。“以前食品加工是小本经营，每日的营业额最多不过百元。自从去年加工点停业整改，厂房面积不仅由 70 多平方米扩至 400 多平方米，每日的收入也达到了 2 000 元。”味美食品加工厂负责人告诉记者，整改后的食品加工小作坊不仅有了完整的厂房，实现了食品加工分区管理，建立了食品检验室，而且企业效益得到大大提高。市质监局工作人员介绍，食品企业生产、加工和上市销售，必须实行市场准入制度，取得生产许可证。

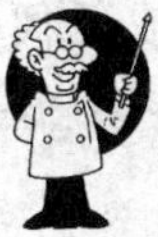

议一议

请结合案例中所列的相关分析主题，讨论以下问题并填写表 4-1。

表 4-1　问题讨论分析

问题	讨论分析
1. 什么是食品生产许可证	
2. 市场准入制度的含义	

食品生产许可证的概念

食品生产许可证（图 4-1）是工业产品许可证制度的一个组成部分，是为保证食品的质量安全，由国家主管食品生产领域质量监督工作的行政部门制定并实施的一项旨在控制食品生产加工企业生产条件的监控制度。凡在中华人民共和国境内从事以销售为最终目的的食品生产加工活动的国有企业、集体企业、私营企业、三资企业、个体工商户、具有独立法人资格企业的分支机构和其他从事食品生产加工经营活动的每个独立生产场所，都必须申请《食品生产许可证》。没有取得《食品生产许可证》的企业不得生产食品，任何企业和个人不得销售无证食品。

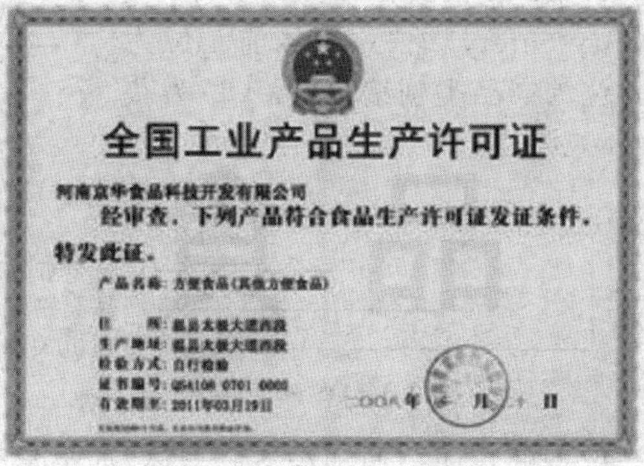

图 4-1　食品生产许可证

(二)食品市场准入制度的基本内容

1. 食品生产许可证制度

食品生产许可证制度旨在控制食品生产加工企业的生产条件,防止因食品原料、包装问题或生产加工、运输、储存过程中带来的污染对人体健康造成任何不利的影响。生产食品企业必须获得国家颁发的食品生产许可证。

2. 强制检验制度

要求食品企业必须检验其生产的食品,履行法律义务确保出厂销售的食品检验合格,不合格的食品不得出厂销售。

3. 市场准入标志(即 QS 标志)制度

企业在取得“食品生产许可证”后,直接将 QS 标志印刷在食品最小销售单元的包装和外包装上,以便于消费者识别。

活动 2　认识生产许可证标志

(一)标志图形

食品市场准入标志由“质量安全”英文(Quality Safety)字头“QS”和“质量安全”中文字样组成。其具体图形、色彩、式样见图 4-2。

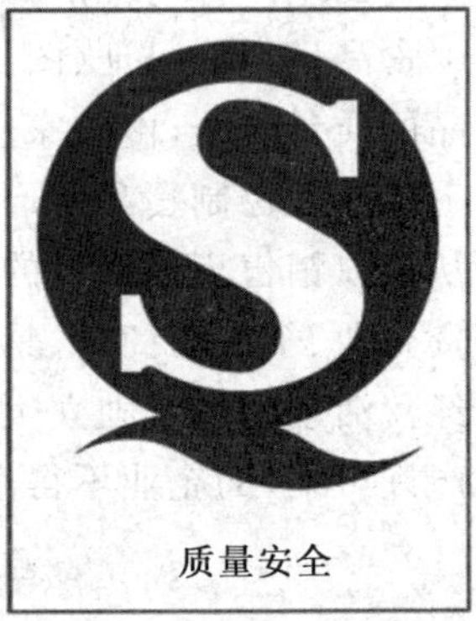

图 4-2　标志图形

(二)QS 编号

取得食品生产许可证的企业,应当在食品的最小销售包装上,标注食品生产许可证编号。食品生产许可证编号为英文字母 QS 加 12 位阿拉伯数字。QS 为“质量安全”英文(Quality Safety)缩写,编号前 4 位为受理机关编号,中间 4 位为产品类别编号,后 4 位为获证企业序号(图 4-3)。

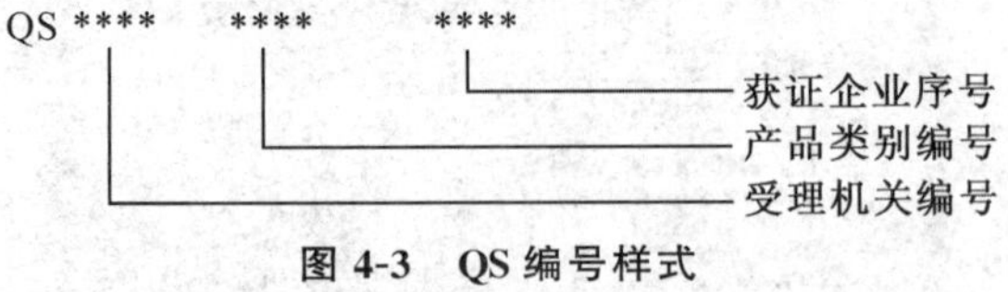

图 4-3　QS 编号样式

拥有分公司、生产厂点的集团公司和经济联合体,如果集团公司、分公司、生产厂点都取得了《食品生产许可证》,在其产品的包装上标注集团公司的食品生产许可证编号还是标注分公司、生产厂点的食品生产许可证编号由集团公司自行决定;统一标注集团公司食品生产许可证编号的,集团公司应当向其所在地和分公司、生产厂点所在地省级质量技术监督部门备案。根据 2010 年 4 月 7 日国家质量监督检验检疫总局第 129 号令颁布的《食品生产许可证管理办法》规定，QS 标志下方汉字将由“质量安全”改为“生产许可”，我国将在 2011 年 12 月 1 日起全部更改为“生产许可”，否则将被处罚。

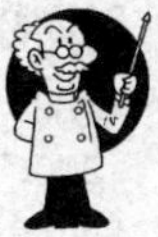

议一议

(1)QS 标志该如何使用？

(2)QS 编号有几位数字？各代表什么含义？

活动 3　了解必须实现生产许可证管理的食品

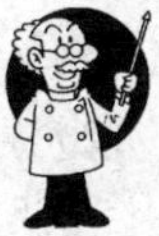

查一查

到目前为止共有多少类食品实行食品质量安全市场准入？具体见表 4-2。

表 4-2　食品生产许可证许可目录(来源于北京市质量技术监督局网站)

序号	食品类别名称	产品类别编号	已有细则的食品	细则最新发布日期
1	粮食加工品	0101	小麦粉	2002 年
		0102	大米	2002 年
		0103	挂面	2006 年
		0104	其他粮食加工品	2006 年
2	食用油、油脂及其制品	0201	食用植物油	2006 年
		0202	食用油脂制品	2006 年
		0203	食用动物油脂	2006 年
3	调味品	0301	酱油	2002 年
		0302	食醋	2002 年
		0304	味精	2003 年
		0305	鸡精调味料	2006 年
		0306	酱类	2006 年
		0307	调味料产品	2006 年
4	肉制品	0401	肉制品	2006 年
5	乳制品	0501	乳制品	2006 年
		0502	婴幼儿配方乳粉	2006 年

续表 4-2

序号	食品类别名称	产品类别编号	已有细则的食品	细则最新发布日期
6	饮料	0601	饮料	2006 年
7	方便食品	0701	方便食品(含方便面)	2006 年
8	饼干	0801	饼干	2003 年
9	罐头	0901	罐头	2006 年
10	冷冻饮品	1001	冷冻饮品	2003 年
11	速冻食品	1101	速冻食品(含速冻米面食品)	2006 年
12	薯类和膨化食品	1201	膨化食品	2003 年
		1202	薯类食品	2006 年
13	糖果制品(含巧克力及其制品)	1301	糖果制品	2006 年
		1302	果冻	2006 年
14	茶叶及相关制品	1401	茶叶	2004 年
		1402	含茶制品和代用茶	2006 年
15	酒类	1501	白酒	2006 年
		1502	葡萄酒及果酒	2004 年
		1503	啤酒	2004 年
		1504	黄酒	2004 年
		1505	其他酒	2006 年
16	蔬菜制品	1601	蔬菜制品(含酱腌菜)	2006 年
17	水果制品	1701	蜜饯	2004 年
		1702	水果制品	2006 年
18	炒货食品及坚果制品	1801	炒货食品及坚果制品	2006 年
19	蛋制品	1901	蛋制品	2006 年
20	可可及焙烤咖啡产品	2001	可可制品	2004 年
		2101	焙炒咖啡	2004 年
21	食糖	0303	糖	2006 年
22	水产制品	2201	水产加工品	2004 年
		2202	其他水产加工品	2006 年
23	淀粉及淀粉制品	2301	淀粉及淀粉制品	2004 年
		2302	淀粉糖	2006 年
24	糕点	2401	糕点	2006 年
25	豆制品	2501	豆制品	2006 年
26	蜂产品	2601	蜂产品	2006 年
27	特殊膳食食品	2701	婴幼儿及其他配方谷粉产品	2006 年
28	其他食品			2006 年

任务二　学习生产许可证相关法律法规规定

任务目标

理解生产许可证相关法律法规规定。
掌握 79 号令的第二章内容。
掌握审查通则的要求。
能够正确使用审查细则。

活动 1　学习 79 号令

详见项目 2 中任务二(认识食品相关法律法规)的活动 3(学习《食品生产加工企业质量安全监督管理实施细则(试行)》(国家质检总局 79 号令)及其他部门规章)。

活动 2　学习《审查通则》

2005 年国家质量监督检验检疫总局发布了《食品质量安全市场准入审查通则(2004 版)》,该审查通则是食品生产许可证现场审查的依据。其具体内容见表 4-3。

表 4-3　《食品质量安全市场准入审查通则(2004 版)》学习索引

序号	学习索引
一	1. 目的
	2. 法律依据
二	1. 食品生产加工企业的定义
	2. 应与《审查细则》一起使用
三	食品生产加工企业必备的条件
四	食品生产加工企业在申办生产许可证时,提交的材料
五	实施食品生产加工企业必备条件核查工作应当遵循的要求
六	食品质量安全检验工作应当遵循的要求
七	本通则由国家质量监督检验检疫总局负责解释

? **想一想**

(1)食品生产加工企业要取得食品生产许可证必须经历(　　　)和(　　　)。

(2)食品生产许可证分为(　　　)和(　　　),其有效期为(　　　)年。

(3)免于现场核查的企业需要具备条件。

(4)发证检验、监督检验和出厂检验的区别。

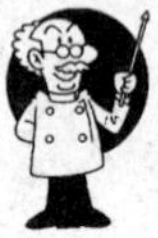

练一练

填写《食品质量安全市场准入审查通则(2004版)》的七个附件。

活动3　学习《审查细则》

(一)细则最新的发布情况

目前已经发布的《生产许可证审查细则》有73个,详见"北京市质量技术监督局网站"。

(二)举例讲解

以《方便食品生产许可证审查细则(2010版)》为例子进行讲解。该审查细则的内容见表4-4。

表4-4　《方便食品生产许可证审查细则(2010版)》学习索引

序号	学习索引
一	方便食品的定义、审证单元的个数、产品类别编号为0701发证产品范围及申证单元
二	基本生产流程及关键控制环节
三	必备的生产资源
四	产品相关标准
五	原辅材料的有关要求
六	必备的出厂检验设备
七	检验项目
八	抽样方法
九	其他要求

可见审查细则无论对于现场核查还是指导食品生产加工企业规范生产经营都具有很好的价值。

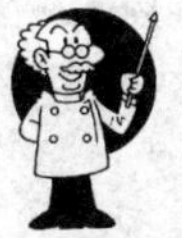

练一练

分组学习其他的审查细则。

任务三　食品生产许可证的申请流程

任务目标

知晓食品生产许可证的申请程序及时间。

会填写食品生产许可证申请书。

活动1　食品生产许可证的申请程序

食品生产许可证申请需要经过有关部门的审查，通过申报审查程序才能获得食品生产许可证，具体申请程序如图 4-4 所示。

(一)食品企业食品生产许可证申请的准备阶段

1.建立食品企业食品生产许可证申请工作领导小组

为了保证企业一次性通过食品生产许可证申请，企业可成立食品生产许可证申请领导小组来全面负责食品生产许可证申请的准备和申报工作，该小组应该由企业最高管理者任组长，为食品生产许可证申请的各项工作提供领导保证。组员由各部门的负责人(如品质主管、技术主管、生产主管、采购主管、仓库主管)构成，以保证整个食品生产许可证申请工作的执行效果。

2.食品生产许可证申请相关文件和政策的培训

领导小组成立后，小组可聘请专家在企业各个部门进行食品生产许可证申请相关文件和政策的培训。培训的内容:《食品生产加工企业质量安全监督管理实施细则(试行)》(国家质检总局 79 号令)、《××××食品生产许可证审查细则》、《××××企业卫生规范》和《食品生产加工企业必备条件现场审查表》等。

(二)食品企业内部整改阶段

食品生产许可证申请工作领导小组按照食品生产许可证审查细则的有关要求进行硬件和软件方面的内部整改(具体的内部整改方法详见本章第三节)。内部整改结束后进入企业食品生产许可证申请阶段。

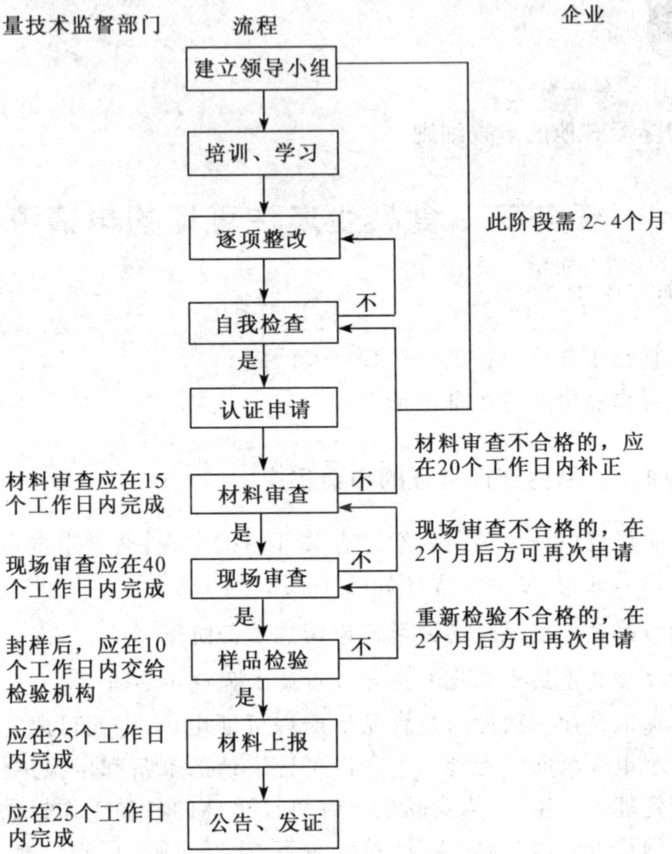

图 4-4　食品生产许可证申请流程

(三)食品企业办理食品生产许可证申请阶段

1. 申请

食品生产加工企业到当地的地市级质量技术监督部门进行食品生产许可证的申报工作，申报时提交以下材料。

(1)《食品生产许可证申请表》(一式两份，公章复印无效)。

(2)企业营业执照、食品卫生许可证、企业代码证复印件各 1 份。

(3)企业厂区布局图、生产工艺流程图(需标注关键设备和参数)各 1 份。

(4)经质量技术监督部门备案的企业产品标准 1 份(无企业标准而执行国家标准、行业标准、地方标准的企业，提供所执行的标准即可)。

(5)企业质量管理文件 1 份(包括《食品 QS 质量手册》和各项管理制度，装订成册)。

(6)电子版的、填写完整的《食品生产许可证申请表》。

2.材料审查

质量技术监督部门接到企业申请后,15个工作日会完成申请材料的书面审查。如果书面审查符合要求的,质量技术监督部门发给企业《食品生产许可证受理通知书》;如果书面审查不符合要求的,质量技术监督部门通知企业在20个工作日内补正。

3.现场审查

质量技术监督部门在发给企业《食品生产许可证受理通知书》后的40个工作日内安排审查组对企业进行现场审查。

现场审查的依据:一是国家质检总局发布的《食品生产加工企业必备条件现场审查表》,二是相关食品生产许可证审查细则。

现场审查有5个基本程序。

(1)召开首次会议,审查组组长主持,审查组全体人员及被审查企业的领导和有关人员参加,说明本次审查的日程安排等事项。

(2)现场审查时,审查组成员按照分工同时开展工作。

(3)产品抽样一般在成品仓库内进行,审查组填写产品抽样单,并将样品封好,由企业或审查组在10个工作日内安全送到指定的质检机构。

(4)审查组会议编写审查报告和审查结论。

(5)末次会议审查组组长主持,审查组全体人员及被审查企业的领导和有关人员参加,指出现场审查中发现的不符合项目,向企业提出改进建议。

现场审查时间不超过两天。现场审查实行审查组组长负责制。审查结论为"合格"或"不合格",由审查组组长在审查报告上做出。

如果现场审查不合格,质量技术监督部门应当向企业发出《食品生产许可证审查不合格通知书》,并说明理由,企业原《食品生产许可证受理通知书》自行作废。企业自接到《食品生产许可证审查不合格通知书》之日起,2个月后才能再次提出取证申请。

4.产品检验

食品企业现场审查结论为"合格"时,由审查组在企业成品库中随机抽取所受理的产品的样本,在10个工作日送至有资质的产品质量检验部门进行产品检验。

企业样品准备:企业应在现场审查前准备好相应的产品,准备数量应该不小于产品《审查细则》规定的抽样基数。企业在现场审查前建议按照所申证产品《审查细则》的发证检验项目进行全项自检或委外检验以确保自己的产品是合格的。

检验机构应当在收到样品之日起15个工作日内完成检验任务。

如果样品检验不合格,质量技术监督部门将结果通知企业。企业对检验结果有异议的，可以向质量技术监督部门要求复检。复检使用企业保留的那份样品，需要注意的是，样品应保持无破损、无变质、封条完整。

复检合格的，可以上报发证；复检仍不合格的，企业自接到复检不合格通知之日起，2个月后才能要求重新抽样，并呈交书面整改报告。质量技术监督部门需安排重新抽样和重新检验，不需再次对企业进行现场审查。

重新检验仍不合格的，企业自接到重新检验不合格通知之日起，2个月后才能再次提出取证申请。质量技术监督部门需再次进行现场审查。

5.公告、发证

国家质检总局通过其官方网站（http://www.aqsiq.gov.cn/）对获证企业进行公告。

在接到国家质检总局批准意见后，各省质量技术监督局监督处在15个工作日内完成发放食品生产许可证及副本工作。

6.申办费用

企业申办食品生产许可证需要交纳的费用有以下3种。

(1)审查费每个企业每次审查一个认证单元收取2 200元，每次审查增加一个认证单元增收440元。此费用在申请时向受理申请的质量技术监督部门交付。

(2)公告费每个认证单元收取400元。此费用在申请时向受理申请的质量技术监督部门交付。

(3)产品质量检验费因各种产品的检验项目不同和各省经济发展水平不同也有差异。

活动2　填写食品生产许可证申请书

食品生产许可证申请书

产品类别及申证单元______________

企业名称______________（盖章）

注册地址______________

生产地点______________

邮政编码______________

联 系 人______________

联系电话______________传真______________

电子邮件______________

申请日期______________年______________月______________日

国家质量监督检验检疫总局监制

企业承诺

依据《中华人民共和国行政许可法》和有关法律法规的规定，本企业承诺如下：

1.所提交的全部申请材料真实、合法、有效。

2.严格执行法律、法规、规章的规定和强制性标准的要求，承担违反法律、法规、规章的规定所产生的一切后果。

3.已按照行政许可有关规定和要求完成了申办行政许可的各项准备工作，可以随时接受评审、审查或检验检测。

4.获得许可后，严格按照有关法律法规规定的行政许可条件从事生产经营活动，并保证持续满足许可条件。

5.对申证产品的生产许可证审查细则已充分理解。

6.本企业自提交申请书之日起已做好充分准备，可随时接受生产条件实地核查和产品抽样发证检验，若无正当理由拒绝生产条件实地核查和产品抽样发证检验，愿承担一切后果。

企业法定代表人或业主(签字)：

(单位公章)

年　　月　　日

食品生产许可证申请表

企业基本情况	企业名称			
	食品生产许可证编号	(期满换证申请时填写)		
	法人代表或企业负责人		经济性质	
	营业执照编号		卫生许可证编号	
	企业代码		建厂时间	
	企业总人数		专业技术人员数	
	占地面积	m^2	建筑面积	m^2
	固定资产(现值)	万元	流动资金	万元
	年产总值	万元	年销售额	万元
	年缴税金额	万元	年利润	万元
	主导产品名称			
	是否取得出口食品卫生注册证、登记证(证书号)		是否通过HACCP体系认证、验证(证书号)	

续表

<table>
<tr><td rowspan="7">申报产品情况</td><td>产品名称及其品种</td><td colspan="3"></td></tr>
<tr><td>产品执行标准</td><td colspan="3"></td></tr>
<tr><td>项目总投资</td><td>万元</td><td>(注册)商标</td><td></td></tr>
<tr><td>批量投产时间</td><td></td><td>商标注册号</td><td></td></tr>
<tr><td>年设计能力</td><td>t</td><td>年实际产量</td><td>t</td></tr>
<tr><td>生产值</td><td>万元</td><td>年销售额</td><td>万元</td></tr>
<tr><td>年缴税额</td><td>万元</td><td>年利润</td><td>万元</td></tr>
<tr><td colspan="3">质量技术监督部门受理申请意见

年 月 日(印章)</td><td colspan="2">核查组核查结论
组长签名:
年 月 日</td></tr>
<tr><td colspan="3">市(地)级质量技术监督部门审定意见

年 月 日(印章)</td><td colspan="2">省级质量技术监督部门审定意见

年 月 日(印章)</td></tr>
</table>

企业(集团公司、经济联合体)组织结构

<table>
<tr><td>企业组织结构概述</td><td colspan="3">(应采用组织机构图描述,或配以相应文字简述企业领导层、质量管理部门、生产部门、营销部门、采购部门等企业组织之间的关系。非独立法人的,应说明与所在母体组织之间的关系。)</td></tr>
<tr><td>序号</td><td>分公司、生产厂点名称</td><td>营业执照所在地</td><td>生产场所所在地</td></tr>
<tr><td></td><td></td><td></td><td></td></tr>
<tr><td></td><td></td><td></td><td></td></tr>
<tr><td></td><td></td><td></td><td></td></tr>
<tr><td></td><td></td><td></td><td></td></tr>
<tr><td></td><td></td><td></td><td></td></tr>
</table>

企业主要负责人员、工程技术人员一览表*

序号	姓名	身份证号	性别	年龄	职务	职称	文化程度	专业

*需 2 名质检人员。

企业主要生产设备、设施一览表

序号	名称	规格型号	数量	完好状态	使用场所	生产厂及国别	生产日期	购置日期

企业主要原材料、包装材料一览表

序号	名称	规格型号	年需要量（单位）	执行标准代号	生产厂及国别、生产许可证编号*

*如原材料为纳入生产许可证管理的产品，应当使用获证企业的产品，并在表中列明原材料提供企业的生产许可证编号。

企业主要检测仪器、设备一览表

序号	名称	规格型号	精度等级	数量	完好状态	检定有效截止期	使用场所	生产厂及国别	生产日期	购置日期

任务四 编制生产许可证申请的体系文件

任务目标

知道编制生产许可证申请的体系文件的主要内容。

编制简单的体系文件。

活动1 生产许可证申请需要的体系文件

(一)QS体系文件的作用

(1)QS文件确定了职责的分配和活动的程序。

(2)QS文件是企业内部的“法规”。

(3)QS文件是企业开展内部培训的依据。

(4)QS文件是QS审查的依据。

(5)QS文件使质量改进有章可循。

(二)申请食品生产许可证申请体系文件

QS体系文件的层次有3层。第一层:QS质量手册,第二层:程序文件,第三层:三级文件。

三级文件通常又可分为管理性第三层文件(如车间管理办法、仓库管理办法、文件和资料编写导则、产品标识细则等)和技术性第三层文件(如产品标准、原材料标准、技术图纸、工序作业指导书、工艺卡、设备操作规程、抽样标准、检验规程等)。表格一般归为第三层文件,文件及其作用见表4-5。

表 4-5　公司文件及其作用

编号	文件目录	作用
1	质量手册	规定企业质量管理体系的要求
2	程序文件	规定主要质量安全活动必须经历的步骤
3	部门管理制度	规定各部门的管理要求
4	技术操作规程	规定各技术的操作方法
5	作业指导书	规定关键控制环节的作业要求
6	记录表格	记录体系运行的证据

(三)编写 QS 体系文件的要求

1. 文件要求

(1)符合性。应符合并覆盖所选标准或所选标准条款的要求。

(2)可操作性。应符合本企业的实际情况。具体的控制要求应以满足企业需要为度,而不是越多、越严就越好。

(3)协调性。文件和文件之间应相互协调,避免产生不一致的地方。针对编写具体某一文件来说,应紧扣该文件的目的和范围,尽量不要叙述不在该文件范围内的活动,以免产生不一致。

2. 文字要求

(1) 职责分明,语气肯定(避免用“大致上”、“基本上”、“可能”、“也许”之类词语)。

(2) 结构清晰,文字简明。

(3) 格式统一,文风一致。

(四)文件的通用内容

文件的通用内容包括编号、名称;编制、审核、批准;生效日期;受控状态、受控号;版本号;页码,页数;修订号。

(五)QS 认证体系文件目录

QS 认证需要的体系文件有很多,具体如表 4-6 所示。

表 4-6　QS 认证体系文件目录

编号	文件目录	文件子目录
1	质量方针、质量目标	
2	质量负责人任命书	
3	机构设置	

续表 4-6

编号	文件目录	文件子目录
4	岗位职责	
5	资源的提供与管理	(1)质量有关人员能力要求规定 (2)人员培训管理制度 (3)设备、设施管理规定 (4)检测设备、计量器具管理制度 (5)设备操作维护规程 (6)检测仪器操作规程
6	产品设计	(1)工艺流程图 (2)工艺规程
7	原材料提供	(1)采购管理制度 (2)采购质量验证规程 (3)原辅料、成品仓库管理制度
8	生产过程的质量控制	(1)生产过程的质量控制制度 (2)关键工序管理制度
9	产品质量检验	(1)检验管理制度 (2)产品质量检验规程
10	不合格产品的管理	(1)不合格产品的管理办法 (2)不合格产品的管理制度
11	技术文件管理制度	
12	卫生管理制度	
13	质量记录	
14	产品召回记录	

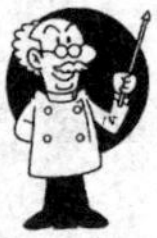

议一议

(1)QS 体系文件的基本内容有哪些?

(2)简述 QS 质量管理手册的作用。

(3)如何编写 QS 质量体系文件,有哪些编写要求?

活动 2　编制《质量手册》

《QS 质量手册》是按照食品质量安全市场准入审查通则的要求,在总体上描述企业产品质量方针和质量体系的通用文件。它是企业为实现其质量方针和质量目标的需要,建立和实施质量体系所编制的质量手册,其内容包括:前言、术语、质量手册的管理、质量方针、组织机构图、质量管理体系结构图、组织领导、质量目标、管理职责、厂区要求、车间要求、库房要求、生产设备人员要求、技术标准、工艺文件、文件管理、采购制度、采购文件、采购验证、过程管理、质量控制、产品防护、检验设备、检验管理、过程检验及出厂检验等。

(一)《质量手册》的结构(手册范例):

————封面

————前言(企业简介,手册介绍)

————目录

1————颁布令

2————质量方针和目标

3————组织机构

3.1————行政组织机构图

3.2————质量保证组织机构图

3.3————质量职能分配表

4————质量体系要求

4.1————管理职责

————目的

————范围

————职责

————管理要求

————引用程序文件

4.2————质量体系

5————质量手册管理细则

6————附录

(二)质量手册内容概述

(1)封面:质量手册的封面。

(2)企业简介:简要描述企业名称、企业规模、企业历史沿革,隶属关系,所有制性质,主要产品情况(产品名称、系列型号),采用的标准、主要销售地区,企业地址、通讯方式等内容。

(3)手册介绍:介绍本质量手册依据的标准及引用的标准、手册的适用范围,必要时可说明有关术语、符号、缩略语。

(4)颁布令:以简练的文字说明本公司《质量手册》已按选定的标准编制完毕,

并予以批准发布和实施。颁布令必须以公司最高管理者的身份叙述,并予以亲笔手签姓名、日期。

(5)质量方针和目标:(略)。

(6)组织机构:行政组织机构图、质量保证组织机构图指以图示方式描绘出本组织内人员之间的相互关系。质量职能分配表指以表格方式明确体现各质量体系要素的主要负责部门、若干相关部门。

(7)质量体系要求:根据质量体系标准的要求,结合本公司的实际情况,简要阐述对每个质量体系要素实施控制的内容、要求和措施。力求语言简明扼要、精炼准确,必要时可引用相应的程序文件。

(8) 质量手册管理细则:简要阐明《质量手册》的编制、审核、批准情况,《质量手册》修改、换版规则,质量手册管理、控制规则等。

(9)附录:质量手册涉及之附录均放于此(如必要时,可附体系文件目录、质量手册修改控制页等),其编号方式为附录 A、附录 B,以此顺延。

任务五　食品生产企业的内部整改

任务目标

知道企业内部整改的依据。

熟知认证企业内部整改的内容。

能根据有关要求对食品企业的必备条件进行自查。

活动 1　建立一个组织机构

学习了食品生产许可证申请的相关法规和标准后,接下来最重要的工作就是依据《食品生产加工企业质量安全监督管理实施细则(试行)》(国家质检总局 79 号令)中第二章"食品生产加工企业必备条件"中的十一项的要求进行企业自查,开展企业硬件和软件的整改,企业的内部整改要求企业领导要重视,资金支持要有保障,全员参与才能达到要求。整改结束后方可以进行申请。

食品生产加工企业的内部整改首先需要建立一个兼职的领导小组,这个领导小组组长应由企业最高管理层中负责质量或生产的主管担任,成员应当包括:品质主管、技术主管、生产主管、采购主管、仓库主管。因为在进行逐项整改时,这些部门的工作量都比较大,所以是需要重点关注的部门。

食品生产加工企业的内部整改其次需要学习《食品生产加工企业质量安全监

督管理实施细则》。全文涉及的单位有企业、质量技术监督部门、样品检验机构。从全文来看，更多的是规定质量技术监督部门、样品检验机构的工作流程，规定审查人员和样品检验人员的管理。对企业来说，并不需要学习掌握所有内容，重点要掌握的应是与企业有关的条款。并且，企业在取得食品生产许可证前、后的学习内容是不同的。企业在取得食品生产许可证前，由领导小组组织企业班组长以上人员一起学习《食品生产加工企业质量安全监督管理实施细则》，重点学习的内容包括：第一章，总则；第二章，食品生产加工企业必备条件；第三章，食品生产许可（第二十一条）；第四章，食品质量安全检验（第三十七条、第三十八条、第四十条）。

活动 2　食品生产许可证申请企业内部整改内容

（一）食品企业设立的基本条件

依据 79 号令中第二章中第九条规定，“食品生产加工企业应当符合法律、行政法规及国家有关政策规定的企业设立条件。”

企业整改措施：必须具有有效的资质证明。

必备材料：《食品卫生许可证》，《营业执照》，废水、废气排放达标的检验报告等。

（二）食品企业的环境和卫生要求

依据 79 号令中第二章中第十条规定，“食品生产加工企业必须具备保证产品质量安全的环境条件”。

企业整改措施：依照本企业相关的卫生规范逐项进行整改。

必备材料：《××××企业卫生规范》、《厂区平面布置图》、《车间平面布置图》、《企业卫生管理制度》和《企业卫生检查记录》。

（三）食品企业的生产设备及相关设施要求

依据 79 号令中第二章中第十一条规定，“食品生产加工企业必须具备保证产品质量安全的生产设备、工艺装备和相关辅助设备。具有与保证产品质量相适应的原料处理、加工、储存等厂房或者场所。以辐射加工技术等特殊工艺设备生产食品的，还应当符合计量等有关法规、规章规定的条件。”

企业整改措施：企业可以按照《××××食品生产许可证审查细则》规定的必备生产设备进行配备，并对设备进行定期的维护保养，以保证生产质量好、对消费者安全的合格产品。设施方面原辅料库、产品库、卫生设施等要与企业的生产规模和能力相适应。

必备材料：《××××食品生产许可证审查细则》、《设备管理制度》、《设备一览表》、《设备保养记录》等。

1.做好硬件配置

(1)车间至少设两个出入口,做到人货分流。

(2)车间内至少安装紫外灯。

(3)成品装入容器的车间至少安装一盏紫外灯。

(4)原材料和成品仓库应分离。

(5)车间门窗要严密,车间入口、原辅料仓库和产品仓库入口应该设置不低于30 cm高的挡鼠板,车间窗口应有纱网等防蝇虫设施,各车间入口应该安置灭蝇灯。

(6)下水道要畅通,不能用明沟,要用暗沟。

(7)缝隙要用水泥、泡沫塑料、橡胶等填充。

2.控制好工人的个人卫生条件

(1)更衣室的设施要求。根据上班员工数量设置相应数量的衣帽柜和鞋柜。如图4-5和图4-6所示。

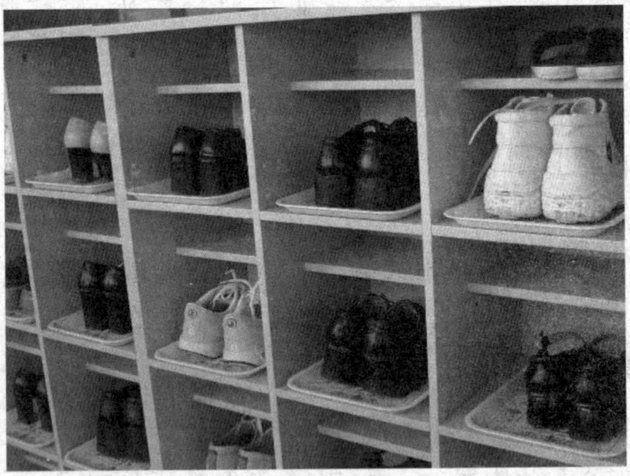

图4-5 更衣室的鞋柜

(2)洗手室的设施要求如图4-7所示。

①设计一个洗手池和一个消毒池,放置洗手液和配置消毒液浓度为100 mg/kg的次氯酸钠溶液。

②根据上班员工数量设置相应数量的非手动开关的水龙头和干手器。

③设计一个鞋靴消毒池,消毒液浓度为200 mg/kg的次氯酸钠溶液。

④进入车间的通道放置一个洒有消毒水的地毯。

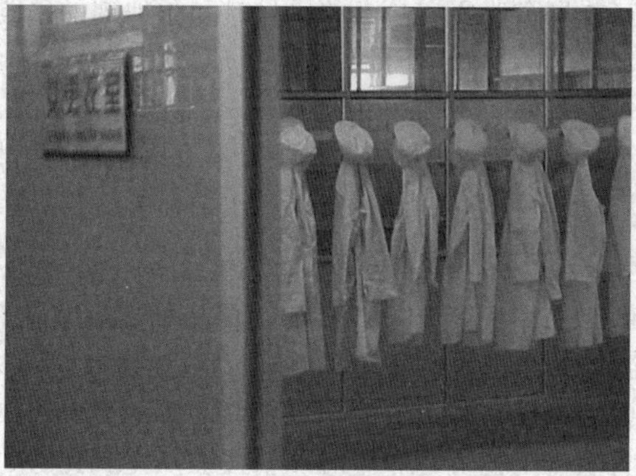

图 4-6　更衣室

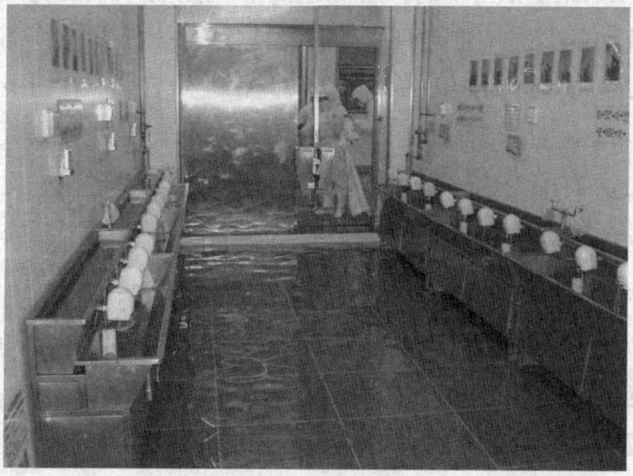

图 4-7　洗手消毒室

3. 食品设备要求

设备中食品接触的表面全部配置不锈钢材料，和食品接触的工器具应该及时清洗消毒。且直接接触食品及原料的设备和容器的结构设计合理，边角圆滑、无死角、无漏隙，便于拆卸，不易积垢，便于清理、消毒。生产过程中禁止使用竹木器具和棉麻制品。

(四)食品生产加工企业的原材料、添加剂质量要求

依据 79 号令中第二章中第十二条规定，“食品生产加工企业生产食品所用的原材料、添加剂等应当符合国家的有关规定。不得使用非食用性原辅材料加工食品。”

企业整改措施：首先企业要有自己的原材料和添加剂的采购要求(应该识别有关法律法规的要求)，其次要做好合格供方的管理。

准备材料：GB 2760《食品添加剂卫生规范》、相应原辅材料卫生标准、《原材料检验作业指导书》、《采购管理制度》、《供方能力审查表》、《合格供方一览表》、《采购计划》、《采购合同》、《进料检验报告》、《企业用水的检验报告》等。

(五)食品企业的生产工艺管理要求

依据 79 号令中第二章中第十三条规定，“食品加工工艺流程应当科学、合理。生产加工过程应当严格、规范。防止生物性、化学性、物理性污染以及防止生食品与熟品，原料与半成品、成品，陈旧食品与新鲜食品等的交叉污染。”

企业整改措施：生产工艺流程布置时严格按照从生到熟，从原料到成品的顺序将各工序划分开、成品包装和杀菌操作要有严格的卫生保障措施、针对关键控制工序要编写相应的作业指导书。预防生产过程中生物性污染的方法有生产现场工作环境尤其是空气和水的控制、生产工人的卫生意识和卫生操作等；预防生产过程中化学性污染的方法有原副材料包括添加剂的控制和有毒、有害化学品的管理。

准备材料：《车间卫生管理制度》、《关键工序的作业指导书》、《个人卫生检查记录》、《有毒、有害化学物品一览表》和《生产工艺流程图》等。

(六)食品企业的产品质量要求

依据 79 号令中第二章中第十四条规定，“食品生产加工企业必须按照有效的产品标准组织生产。食品质量安全必须符合法律法规和相应的强制性标准要求，无强制性标准规定的，应当符合企业明示采用的标准要求。”

企业整改措施：食品企业的产品生产必须执行相关国家标准、行业标准、地方标准或备案有效的企业标准。

准备材料：国家标准、行业标准、地方标准、备案有效的企业标准、产品检验报告、《定量包装商品计量监督规定》等。

(七)食品企业的人员要求

依据 79 号令中第二章中第十五条规定，“食品生产加工企业负责人和主要管理人员应当了解与食品质量安全相关的法律法规知识；食品企业必须具有与食品生产相适应的专业技术人员、熟练技术工人和质量工作人员。从事食品生产加工的人员必须身体健康、无传染性疾病和影响食品质量安全的其他疾病。”

企业整改措施：一是企业技术人员应该了解公司产品质量安全方面的法律法规，应该具备一定的知识和技能并能够胜任工作。二是直接从事食品生产加工的人员(包括质量管理人员)必须身体健康，不患有有碍食品安全的疾病。

准备材料：《员工能力一览表》、《岗位人员名册》、《人员培训管理制度》、《年度培训计划》、《培训考核记录》、《健康证》等。

(八)食品企业的质量检验要求

依据79号令中第二章中第十六条规定，“食品生产加工企业应当具有与所生产产品相适应的质量检验和计量检测手段。公司应当具备产品出厂检验能力。检验、检测仪器必须经计量检定合格后方可使用。不具备出厂检验能力的公司，必须委托国家质检总局统一公布的、具有法定资格的检验机构进行产品出厂检验。”

企业整改措施：一是必须具备《食品生产许可证审查细则》具体规定所列出的每一件检验设备，二是检验设备必须经计量检定合格。

准备材料：《检验设备和计量器具一览表》、检验设备和计量器具的检定证书、检验设备和计量器具上应贴“合格证”等。

(九)食品企业的质量管理体系要求

依据79号令中第二章中第十七条规定，“食品生产加工企业应当在生产的全过程建立标准体系。实行标准化管理，建立健全企业质量管理体系，实施从原材料采购、产品出厂检验到售后服务全过程的质量管理，建立岗位质量责任制。加强质量考核，严格实施质量否决权。鼓励企业根据国际通行的质量管理标准和技术规范获取质量体系认证或者HACCP认证，提高企业质量管理水平。”

企业整改措施：一是建立岗位质量职责，指定质量负责人，建立质量考核机制，对企业产品生产的各个环节建立质量管理体系；二是企业有条件可以按照ISO 9001建立质量管理体系和按照ISO 22000建立食品安全管理体系。

准备材料：组织结构图、岗位质量责任制度、《质量目标规定》、《质量目标考核办法》或ISO 9001质量管理体系认证证书、ISO 22000食品安全管理体系认证证书等。

(十)食品企业的产品包装要求

依据79号令中第二章中第十八条规定，“用于食品包装的材料必须清洁、对食品无污染。食品的包装和标签必须符合相应的规定和要求。裸装食品在其出厂的大包装上能够标注使用标签的，应当予以标注。”

企业整改措施：一是保证包材不会对食品造成污染，建立岗位质量职责，指定质量负责人，建立质量考核机制，对企业产品生产的各个环节建立质量管理体系。二是食品销售包装上必须有食品标签，并且必须符合GB 7718—2004《预包装食品标签通则》。

准备材料：GB 7718—2004《预包装食品标签通则》、内外包装材料的检测报告和包材供方的资质证明材料等。

(十一)食品企业的产品储运要求

依据79号令中第二章中第十九条规定,“储存、运输和装卸食品的容器、包装、工具、设备必须安全,保持清洁,对食品无污染。”

企业整改措施:一是做好产品储存的保管制度,二是做好产品的运输管理,三是做好储存、运输等设备、工具的清洗、消毒工作。

准备材料:成品库管理规定,冷库的卫生管理办法,产品运输要求、运输车清洗消毒规定等。

食品企业必须按照上述11个方面结合企业实际进行认真细致的整改,以达到审查的要求。

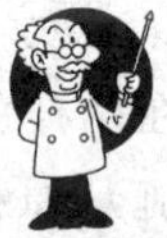

议一议

(1)食品生产许可证申请企业整改的依据是什么?

(2)针对“食品生产加工企业必备条件”中的十一项的要求,乳品企业整改措施有哪些?

任务六 迎接食品生产许可证现场核查

任务目标

知道现场核查的依据。

熟知现场核查的主要内容。

企业食品生产许可证申请现场审查工作,是审查组对材料审查合格后的食品企业开展的下一项工作。

活动1 了解《食品质量安全市场准入审查通则》

食品质量安全市场准入审查通则是审查组对食品生产加工企业保证产品质量必备生产条件现场审查活动的工作依据。在企业现场审查中,审查员同时使用《审查通则》和企业相关的《审查细则》,以完成对某一类食品生产企业的质量安全市场准入审查。

活动 2　应对现场核查

企业现场审查工作过程主要有召开预备会议、召开首次会议、进行现场审查、审查组内部会议、召开末次会议等 5 个步骤。

(一)预备会议

到食品企业进行现场审查之前，审查组组长需召开一次审查预备会议，也叫“碰头会”。预备会议的主要内容就是介绍企业情况，进行现场审查分工，明确审查重点，重申审查工作纪律等，以及相互进行一些沟通和交流。

(二)首次会议

召开首次会议。首次会议由审查组组长主持召开，会议一般不超过 30 min。首次会议应当在融洽、坦诚、务实的气氛中召开，不要以审问与被审问，找问题与规避问题的形式召开。首次会议的参加人员为审查组的全体成员，包括各级质量技术监督部门派来的观察员、受审查企业的领导、有关职能部门的负责人等。

首次会议的主要内容有以下 9 个方面。

(1)介绍审查组成员的身份和工作单位，介绍随同审查的观察员身份。

(2)说明现场审查的依据(即食品质量安全市场准入审查规则)与审查的范围。

(3)宣布审查进度和审查员分工。

(4)说明现场审查的基本做法是采取随机抽样的方法，其有一定的风险性。

(5)承诺保密原则，承诺不将受审企业的技术、商业秘密透露给第三方。

(6)企业介绍准备工作情况。

(7)企业落实审查陪同人员。

(8)澄清疑问。

(9)审查组组长宣布首次会议结束。

(三)现场审查

首次会议结束后，审查组成员按审查分工和审查进度安排，开始现场审查工作。

现场审查的审查进度依照《关于印发〈食品质量安全市场准入审查通则〉的通知》(国质检监函[2003]515 号)中的《食品生产加工企业必备条件现场审查表》进行，如果受审查企业基本符合了《食品生产加工企业必备条件现场审查表》规定的要求，便可以通过现场审查，审查组就要在《食品生产加工企业必备条件现场审查表》后面的《食品生产加工企业必备条件现场审查报告》上，给受审查企业开出审查合格的现场审查结论。反之，则开出企业现场审查不合格的审查结论。

审查组对食品企业进行现场审查，企业应该配备相应的陪同人员。企业陪同人员的职责和作用是向导、联络和见证。审查组审查出企业有不合格项时，有企业陪同人员在场，便于企业对不合格事实的确认。

现场审查主要是寻找企业与审查要求相关的证据。

现场审查的方法主要为“问、看、查”。

“问”，就是面谈、交谈。审查员与企业人员面谈时，应和蔼、耐心，切忌态度死板生硬，不要增加被谈话人员的心理压力。在提问时，应掌握主导性，但绝不能诱导对方。

“看”，就是查看文件，查看记录等。审查员不仅要会查看文件、记录的真实性，是否与企业实际情况相符合，还应会查看文件、记录的合理性和科学性。

“查”，就是观察。审查员应对现场的生产设备、出厂检验设备以及现场生产控制等情况进行仔细查看，以便获得真实可靠的现场审查信息。

一般来说，在现场审查中“问、看、查”三大方法的使用比例为：“问”占50%左右，“看”占30%左右，“查”占20%左右。

现场审查人员对食品生产加工企业必备条件进行审查评价的工具是《食品生产企业保证产品质量安全必备条件现场审查表》，包括质量管理职责、生产资源提供、技术文件管理、采购质量控制、过程质量管理、产品质量检验等6个部分（共46个审查内容）。审查结束后，需填写《食品生产企业保证产品质量安全必备条件现场审查报告》，其中审查结论为合格或不合格，同时说明企业是否具备自我出厂检验能力。审查结论的确定原则如下。

(1)企业存在1项以上（含1项）严重不合格项或存在8项以上（含8项）一般不合格项，审查结论确定为“不合格”。

(2)企业不存在严重不合格项，其所存在的一般不合格项少于8项，审查结论确定为“合格”。

现场审查为合格时，审查组按照食品产品相应的《审查细则》规定进行抽样。

(四)内部会议

内部会议即指审查组自己召开的内部会议。主要是审查组成员相互介绍本人现场审查情况，共同讨论审查出的不合格项的性质及确定审查报告的结论。对内部会议中有争议、不能取得一致意见的问题，由审查组组长向委派审查组的质量技术监督部门进行汇报。

(五)末次会议

审查组内部会议开过之后，审查组组长负责召开末次会议。末次会议是宣布现场审查结论的会议。末次会议的参加人员基本上与首次会议的人员一致，企业可以增加一些人员来参加末次会议。末次会议由审查组组长主持，主要内容有以下 5 个方面。

(1)审查组成员向企业通报现场审查情况。

(2)审查组组长宣布《食品生产加工企业必备条件现场审查报告》。

(3)受审查企业领导表态，有关人员发言。

(4)提出企业不合格项改进及跟踪验证要求。

(5)审查组对企业表示感谢，宣布末次会议结束。

至此，企业现场审查工作全部结束。

活动 3　应对现场抽样

按照《审查细则》抽样基数的要求在企业成品库准备好自检合格的成品，并准备好印好标签的包装。

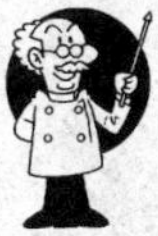

议一议

(1)现场审查的依据是什么？

(2)现场审查包括哪些步骤？工作如何开展？

(3)现场审查过程中，"首次会议"的基本内容是什么？

(4)现场抽样是如何规定的？

(5)《食品生产企业保证产品质量安全必备条件现场审查表》包括哪几方面的基本内容？

(6)如何理解 QS 标志与产品质量检验合格证二者的关系？

(7)食品生产加工企业在其生产的食品上使用 QS 标志，必须符合哪些条件？

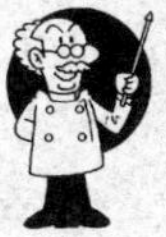

练一练

(一)分组讨论，制订工作方案、确定人员分工

将学生分为两组，分别扮演审查组和某食品加工企业，开展现场模拟审查。并填写表 4-7。

表 4-7　方案设计表

组长		组员			
学习项目					
学习时间		地点		指导教师	
查阅资料					
注意事项					

(二)开展现场审查

按照《食品生产企业保证产品质量安全必备条件现场审查表》和《乳制品食品生产许可证审查细则》对乳品加工企业就质量管理职责、生产资源提供、技术文件管理、采购质量控制、过程质量管理和产品质量检验 6 个部分 46 项内容进行企业必备条件现场模拟审查,每一项审查内容都有"合格"、"一般不合格"、"严重不合格"3 种审查评定结论。

(三)指导学生对现场模拟审查确定审查结论

一般确定审查结论的原则为以下两点。

(1)企业存在 1 项以上(含 1 项)严重不合格项或存在 8 项以上(含 8 项)一般不合格项,审查结论确定为"不合格";

(2)企业不存在严重不合格项,且存在的一般不合格项少于 8 项,审查结论确定为"合格"。

任务七　生产许可证的日常管理

任务目标

知道如何办理年审和换证。

企业日常的管理工作。

活动 1　做好食品生产许可证日常的管理包括年审和换证

食品生产许可证的有效期为 3 年。企业在证书有效期内每年进行一次自查,并向当地质量技术监督局递交《自查报告》,当地质量技术监督局将以 10%的比例进行获证企业的现场核查。企业在证书 3 年有效期届满继续生产的,为了不影响食品生产加工企业的正常经营活动,应当在食品生产许可证有效期满 6 个月前,向原受理食品生产许可证申请的质量技术监督部门提出换证申请。质量技术监督部门应当按规定的程序对企业进行审查并换发证书。

企业日常的管理工作应保证企业能持续满足生产许可证审查的相关要求。

活动2　保持必备条件

企业获得生产许可证后，要严格按照生产许可证核查时的要求管理日常活动，保证企业持续保持必备条件。

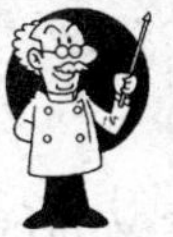

议一议

(1)为什么已获得食品生产许可证企业还要接受监督检查？

(2)对实施生产许可证管理的食品及其生产企业进行监督管理的主要内容有哪些？

(3)食品生产许可证如何进行年审和换证？

项目五　管理绿色食品认证

项目说明

本项目共完成5个任务。任务一使同学们了解绿色食品的基本含义，任务二使同学们知道绿色食品认证的基本程序，任务三使同学们掌握绿色食品认证的标准，任务四使同学们学会填写绿色食品认证申请材料，任务五使同学们掌握迎接绿色食品认证的方法。

任务一　认识绿色食品认证

任务目标

理解绿色食品的内涵和标志。

了解绿色食品必须具备的条件。

活动1　了解绿色食品的内涵和标志

近年来，一些城市出现了"绿色食品商店"。在一般食品店的货架上有时也能看到贴着"绿色食品"标识的商品，那么究竟什么是绿色食品，它是如何认证的呢？

(一)绿色食品的概念

绿色食品是指遵循可持续发展的原则，按照特定生产方式生产，经专门机构认定，许可使用绿色食品标志商标的无污染的安全、优质、营养类食品。目前这个专门机构是中国绿色食品发展中心。

绿色食品分为A级绿色食品和AA级绿色食品。

A级绿色食品系指在生态环境质量符合规定标准的产地，生产过程中允许限量使用限定的化学合成物质，按特定的生产操作规程生产、加工，产品质量及包装经检测、检查符合特定标准，并经专门机构认定，许可使用A级绿色食品标志的产品。

AA级绿色食品系指在生态环境质量符合规定标准的产地，生产过程中不使用任何有害化学合成物质，按特定的生产操作规程生产、加工，产品质量及包装经检测、检查符合特定标准，并经专门机构认定，许可使用AA级绿色食品标志的产品。

(二)绿色食品的标志

绿色食品标志(图5-1)由3部分组成，即上方的太阳、下方的叶片和中心的蓓蕾。标志为正圆形，意为保护。整个图形描绘了一幅阳光照耀下的和谐生机，告诉人们绿色食品是出自纯洁、良好生态环境中的安全无污染食品，能给人们带来蓬勃的生命力。绿色食品的标志还提醒人们要保护环境，通过改善人与环境的关系，创造自然界新的和谐。A级绿色食品标志与字体为白色，底色为绿色；AA级绿色食品标志与字体为绿色，底色为白色。绿色食品标志是指中文"绿色食品"、英文"GreenFood"、绿色食品标志图形及这三者相互组合的4种形式。

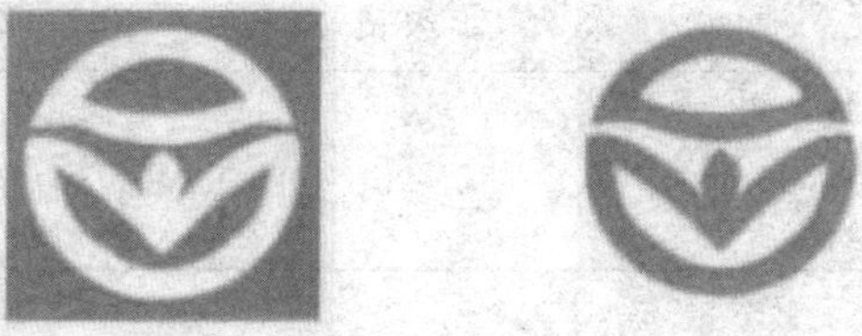

A级绿色食品标志　　　　AA级绿色食品标志

图5-1　绿色食品标志

活动2　了解绿色食品必须具备的条件

(1)产品或产品原料产地必须符合绿色生态环境质量标准。

(2)农作物种植、畜禽饲料、水产养殖及食品加工必须符合绿色食品生产操作规程。

(3)产品必须符合绿色食品产品标准。

(4)产品的包装、储运必须符合绿色包装、储运标准。

议一议

(1)绿色食品的概念。

(2)绿色食品的标志含义？

(3)绿色食品必须具备的条件。

(4)绿色食品的显著特征是什么？

(5)绿色食品标准主要有哪些类型？

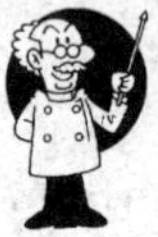

练一练

分组：分为“绿色食品发展现状”调研小组、“绿色食品种类”调研小组、“绿色食品认证”调研小组。每组同学利用网络平台、图书馆等渠道收集整理相关的绿色食品知识，小组学习讨论后制作幻灯片在班级进行小组汇报，便于其他同学进行学习，汇报采用组长负责制，汇报过程中小组成员可以进行补充汇报，汇报完小组回答班级同学的提问。并填写表5-1。

表5-1　调研方案

学习小组	组长	小组成员名单	成员分工
“绿色食品发展现状”调研小组			
“绿色食品种类”调研小组			
“绿色食品认证”调研小组			

任务二　学习绿色食品认证流程

任务目标

了解绿色食品认证流程。

了解迎接现场审核的准备工作。

活动1　了解绿色食品认证的受理部门

绿色食品认证的申报机构为中国绿色食品发展中心及其所在省(自治区、直辖市)绿色食品办公室、绿色食品发展中心。

活动2　了解绿色食品的认证程序

(一) 提出认证申请

申请人向中国绿色食品发展中心(以下简称中心)及其所在省(自治区、直辖市)绿色食品办公室、绿色食品发展中心(以下简称省绿办)提交正式的申请,领取《绿色食品标志使用申请书》、《企业及生产情况调查表》及有关资料,或从中心网站(网址:www.greenfood.org.cn)下载。

(二)递交申请

申请人填写并向所在省绿办递交《绿色食品标志使用申请书》、《企业及生产情况调查表》及以下材料。

(1)保证执行绿色食品标准和规范的声明。

(2)生产操作规程(种植规程、养殖规程、加工规程)。

(3)公司对"基地+农户"的质量控制体系(包括合同、基地图、基地和农户清单、管理制度)。

(4)产品执行标准。

(5)产品注册商标文本(复印件)。

(6)企业营业执照(复印件)。

(7)企业质量管理手册。

(8)要求提供的其他材料(通过体系认证的,附证书复印件)。

(三)受理及文审

(1)省绿办收到上述申请材料后,进行登记、编号,在5个工作日内完成对申请认证材料的审查工作,并向申请人发出《文审意见通知单》,同时抄送中心认证处。

(2)申请认证材料不齐全的,要求申请人收到《文审意见通知单》后10个工作日内提交补充材料。

(3)申请认证材料不合格的,通知申请人本生长周期不再受理其申请。

(4)申请认证材料合格的,进行现场检查、产品抽样。

(四)现场检查、产品抽样

(1)省绿办应在《文审意见通知单》中明确现场检查计划,并在计划得到申请人确认后委派2名或2名以上检查员进行现场检查。

(2)检查员根据《绿色食品检查员工作手册》和《绿色食品产地环境质量现状调查技术规范》中规定的有关项目进行逐项检查。每位检查员单独填写现场检查表和检查意见。现场检查和环境质量现状调查工作在5个工作日内完成,完成后5个工作日内向省绿办递交现场检查评估报告和环境质量现状调查报告及有关调查资料。

(3)现场检查合格,可以安排产品抽样。凡申请人提供了近一年内绿色食品定点产品监测机构出具的产品质量检测报告,并经检查员确认,符合绿色食品产品检测项目和质量要求的,免产品抽样检测。

(4)现场检查合格,安排产品抽样。

①当时可以抽到适抽产品的,检查员依据《绿色食品产品抽样技术规范》进行产品抽样,并填写《绿色食品产品抽样单》,同时将抽样单抄送中心认证处。特殊产品(如动物性产品等)另行规定。

②当时无适抽产品的,检查员与申请人当场确定抽样计划,同时将抽样计划抄送中心认证处。

③申请人将样品、产品执行标准,《绿色食品产品抽样单》和检测费寄送绿色食品定点产品监测机构。

(5)现场检查不合格,不安排产品抽样。

(五)环境监测

(1)绿色食品产地环境质量现状调查由检查员在现场检查时同步完成。

(2)经调查确认,产地环境质量符合《绿色食品产地环境质量现状调查技术规范》规定的免测条件,免做环境监测。

(3)根据《绿色食品产地环境质量现状调查技术规范》的有关规定。

经调查确认,必要进行环境监测的,省绿办自收到调查报告 2 个工作日内以书面形式通知绿色食品定点环境监测机构进行环境监测,同时将通知单抄送中心认证处。

(4)定点环境监测机构收到通知单后,40 个工作日内出具环境监测报告,连同填写的《绿色食品环境监测情况表》,报送中心认证处,同时抄送省绿办。

(六)产品检测

绿色食品定点产品监测机构自收到样品、产品执行标准、《绿色食品产品抽样单》、检测费后,20 个工作日内完成检测工作,出具产品检测报告,连同填写的《绿色食品产品检测情况表》,报送中心认证处,同时抄送省绿办。

(七)认证审核

(1)省绿办收到检查员现场检查评估报告和环境质量现状调查报告后,3 个工作日内签署审查意见,并将认证申请材料(包括现场检查合格的和不合格的)、检查员现场检查评估报告、环境质量现状调查报告及《省绿办绿色食品认证情况表》等材料报送中心认证处。

(2)中心认证处收到省绿办的报送材料、环境监测报告、产品检测报告及申请人直接寄送的《申请绿色食品认证基本情况调查表》后,进行登记、编号,在确认收到最后一份材料后 2 个工作日内下发受理通知书,书面通知申请人,并抄送省绿办。

(3)中心认证处组织审查人员及有关专家对上述材料进行审核,20 个工作日内做出审核结论。

(4)审核结论为“有疑问,需现场检查”的,中心认证处在 2 个工作日内完成现场检查计划,书面通知申请人,并抄送省绿办。得到申请人确认后,5 个工作日内派检查员再次进行现场检查。

(5)审核结论为“材料不完整或需要补充说明”的,中心认证处向申请人发送《绿色食品认证审核通知单》,同时抄送省绿办。申请人需在 20 个工作日内将补充材料报送中心认证处,并抄送省绿办。

(6)审核结论为“合格”或“不合格”的,中心认证处将认证材料、认证审核意见报送绿色食品评审委员会。

(八)认证评审

(1)绿色食品评审委员会自收到认证材料、认证处审核意见后 10 个工作日内进行全面评审,并做出认证终审结论。

(2)认证终审结论分为两种情况:“认证合格”和“认证不合格”。

(3)结论为“认证合格”,执行颁证。

(4)结论为“认证不合格”,评审委员会秘书处在做出终审结论 2 个工作日内,将《认证结论通知单》发送申请人,并抄送省绿办。本生产周期不再受理其申请。

(九)颁证

(1)中心在 5 个工作日内将办证的有关文件寄送“认证合格”申请人,并抄送省绿办。申请人在 60 个工作日内与中心签订《绿色食品标志商标使用许可合同》,交纳绿色食品认证费和第一年的标志使用费。

(2)中心主任签发证书,领取有效期为 3 年的绿色食品证书。

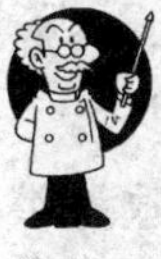

练一练

分组:分为“绿色食品认证”研究小组、“绿色食品认证机构”调研小组,每组同学利用网络平台、图书馆等渠道收集整理相关的绿色食品认证知识,小组学习讨论后制作幻灯片在班级进行小组汇报,便于其他同学进行学习,汇报采用组长负责制,汇报过程中小组成员可以进行补充汇报,汇报完小组回答班级同学的提问。并填写表 5-2。

表 5-2　实施方案

学习小组	组长	小组成员名单	成员分工
“绿色食品认证”研究小组			
“绿色食品认证机构”调研小组			

任务三　学习绿色食品认证的标准

任务目标

掌握绿色食品标准的分类。

掌握绿色食品标准的主要内容。

活动 1　绿色食品产地环境质量标准

NY/T 391—2000《绿色食品产地环境技术条件》，规范了绿色食品产地环境质量调查、监测、评价的主要内容、方法，规定了大气环境质量标准、农田灌溉水水质标准、渔业水质标准、畜禽饲养用水水质标准和土壤环境质量标准的各项指标及浓度限值、监测和评价方法。其附录中还提出了绿色食品产地土壤肥力分级和土壤质量综合评价方法。

活动 2　绿色食品生产技术标准

绿色食品生产过程的控制是绿色食品质量控制的关键环节。绿色食品生产技术标准是绿色食品标准体系的核心，它包括绿色食品生产资料使用准则和绿色食品生产技术操作规程两部分。

绿色食品生产资料使用准则包括生产绿色食品的农药、肥料、食品添加剂、饲料添加剂、兽药和水产养殖药的使用准则，对允许、限制和禁止使用的生产资料及其使用方法、使用剂量、使用次数和休药期等做出了明确规定。

绿色食品生产技术操作规程是以上述准则为依据，按作物种类、畜牧种类和不同农业区域的生产特性分别制定的，用于指导绿色食品生产活动，规范绿色食品生产技术的技术规定，包括农产品种植、畜禽饲养、水产养殖和食品加工等技术操作规程。

活动 3　绿色食品产品标准

绿色食品产品标准是绿色食品标准体系的重要组成部分，是衡量绿色食品最终产品质量的指标尺度，其内容包括外观品质、营养品质及卫生品质 3 部分。绿色食品产品标准它虽然跟普通食品的国家标准一样，规定了食品的外观品质、营养品质和卫生品质等内容，但其卫生品质要求高于国家现行的标准，主要表现在对农药残留和重金属的检测项目种类多、指标严。而且，使用的主要原料必须是来自绿色食品产地的、按绿色食品生产技术操作规程生产出来的产品。

活动 4 绿色食品包装通用准则

NY/T 658—2002《绿色食品包装通用准则》规定了进行绿色食品产品包装时应遵循的原则，包装材料选用的范围、种类，包装上的标识内容等。要求产品包装从原料、产品制造、使用、回收和废弃的整个过程都应有利于食品安全和环境保护，包括包装材料的安全、牢固性，节省资源、能源，减少或避免废弃物产生，易回收循环利用，可降解等具体要求和内容。

绿色食品产品标签标准，除要求符合国家《预包装食品标签通则》外，还要求符合《中国绿色食品商标标志设计使用规范手册》规定，该《手册》对绿色食品的标准图形、标准字形、图形和字体的规范组合、标准色、广告用语以及在产品包装标签上的规范应用均做了具体规定。

活动 5 绿色食品储藏运输标准

NY/T 1056—2006《绿色食品储藏运输准则》对绿色食品储运的条件、方法、时间做出规定，以保证绿色食品在储运过程中不遭受污染、不改变品质，并有利于环保、节能。

活动 6 绿色食品其他相关标准

绿色食品其他相关标准包括《绿色食品推荐肥料标准》、《绿色食品推荐农药标准》、《绿色食品推荐食品添加剂标准》和《绿色食品生产基地认定标准》等，此类标准不是绿色食品质量控制必需的标准，而是促进绿色食品质量控制管理的辅助性标准。

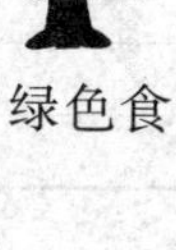

议一议

绿色食品的标准包含哪几方面内容？填写表 5-3。

表 5-3 绿色食品标准一览表

序号	标准	主要内容
1		
2		
3		
4		
5		
6		

任务四 绿色食品认证的申请

任务目标

学会绿色食品标志使用申请书的填写方法。

学习绿色食品认证所需其他文件的准备。

活动1 学习填写《绿色食品标志使用申请书》

《绿色食品标志使用申请书》是企业提出绿色食品认证的必备文件。详见表5-4。

表 5-4 绿色食品标志使用申请书

申请单位全称			
英文名称			
详细地址			
产品名称		英文名称	
包装方式		包装方式	
注册商标名称		注册商标编号	
产品特点简介			
原料生产环境简介			
省级绿色食品办意见			年　月　日
中国绿色食品发展中心审批结论			年　月　日
绿色食品证书编号及使用期限			
年度抽检记录			
备注			

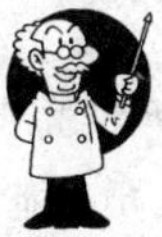

练一练

填写一份生产甜糯玉米产品《绿色食品标志使用申请书》，并互相交流。

活动 2　学习绿色食品认证所需其他文件的准备

绿色食品认证提交文件清单见表 5-5。以××××屠宰加工厂的申报材料为例。

表 5-5　××××屠宰加工厂的申报材料

序号	申报材料
1	绿色食品标志的申请
2	绿色食品标志使用申请书
3	企业及生产情况调查表
4	企业的各种证书（企业营业执照、卫生许可证、动物防疫合格证、兽医卫生防疫站证书、动物产品检疫合格证、种畜禽生产经营许可证、屠宰许可证等）
5	企业标准
6	饲养管理技术规范
7	防病防疫操作规范
8	屠宰加工规程
9	屠宰加工质量卫生控制规范
10	饲料加工技术规范
11	饲料购销合同
12	农作物种植协议书
13	饲料生产技术操作规程
14	绿色饲料基地分布图
15	其他相关资料

以上文件的编写可以通过网络的形式进行学习或请咨询公司进行指导。

任务五　迎接绿色食品认证

任务目标

熟悉迎接绿色食品认证的准备工作。

了解文件的准备工作。

活动1　认证之前的准备工作

(1)学习领会绿色食品执行标准、认证程序等相关知识,确定经办人员,制订认证工作计划,做好全员相关知识培训。

(2)确定申报产品的名称、产量,所需原料的来源、基地的面积和地理位置。绿色食品认证规定凡产品原料中(仅干物质)超过10%的部分,必须是已经认证的绿色食品产品或出自绿色食品基地。比如要认证2 000 t水饺粉,需要约3 000 t小麦。企业可以外购已获得绿色食品认证的小麦,也可以建设自己的绿色小麦基地,按照产量和实际供应量折算,约需10 000亩(1亩=1/15 hm^2)。

(3)选择满足需要的原料基地,制定一套切实可行的基地管理制度。

(4)建立生产管理组织体系,包括生产技术支持机构、监督管理机构、检验检测机构,确定各环节管理制度和负责人员。

(5)按照绿色食品标准组织生产。包括产地环境质量、生产技术、产品质量、包装标签等标准都要执行绿色食品标准。例如认证绿色食品水饺粉,其原料小麦基地的环境质量要达到标准NY/T 391—2000《绿色食品 产地环境技术条件》,小麦生产操作规程要符合NY/T 393—2000《绿色食品 农药使用准则》、NY/T 394—2000《绿色食品 肥料使用准则》,面粉加工过程要符合NY/T 392—2000《绿色食品 食品添加剂使用准则》,产品标准应执行NY/T 421—2000《绿色食品 小麦粉》,产品包装要符合NY/T 658—2002《绿色食品包装通用准则》。

活动2　迎接现场检查

企业提交的认证材料经省绿色食品办公室审核通过后,将派检查员赴企业进行现场检查。一是进行企业、基地的环境质量状况调查,二是对照申报材料检查各个生产环节的管理制度是否落实到位,三是对经检查合格的企业,抽取其申报产品的样品送定点检测机构进行检测。

(一)检查程序

1.首次会议

首次会议听取申请人关于申请认证产品及其产地环境、生产管理等有关情况的介绍,检查员质疑,商定具体检查日程安排。要求申请企业主要负责人(如董事长、总经理、副总经理)、各生产部门(如原料科、生产科、市场科等)负责人到场签字,参加会议。

2.实地检查

确定检查的基地数和地块数,随机进行实地检查。调查产地周围的生态环境、工农业生产和社会经济发展情况,审验企业提交的环境监测数据是否符合绿色食品标准要求;调查申请认证产品实际生产情况、质量管理体系、绿色食品与非绿色食品区别管理体系等。

3. 随机访问

随机访问农户、生产员工、技术人员等,了解产品生产及管理情况的第一手资料,如生产技术的改进,病、虫、草、鼠害的防治,疫病防治,添加剂的使用等。

4. 查阅文件、记录

查阅相关文件,了解企业全程质量控制措施及确保绿色食品产品质量的能力;查阅相关记录,核实企业生产和管理的执行情况及控制措施的有效性。查阅的文件包括基地管理制度、合同(协议)、生产管理制度等;查阅的记录包括生产及其管理记录、出入库记录、生产资料购买及使用记录、销售记录、卫生管理记录、培训记录等。

5. 总结会

总结会要求受检方主要负责人及各生产管理部门负责人参加。检查员向受检方报告现场检查结果,并就有关情况做说明。在总结会上,受检方可以对现场检查的报告进行评论,提出不同意见,进行解释和说明。对有争议的事实,必要时可进行核实,以确保现场检查结果实事求是,评估结论恰如其分。检查员应明确检查结论,提出建议或整改意见。

(二)填写资料

检查员填写《现场检查项目及评估报告》,要求申请企业法人代表(或总经理)签字认可。

绿色食品现场检查项目及评估报告,按照《现场检查概况》、《种植业产品现场检查项目》、《畜(禽)产品现场检查项目》、《渔业产品现场检查项目》、《加工产品现场检查项目》、《绿色食品产地环境质量现状调查表》(以上表格均可以上网获得)的要求,现场检查合格,企业有可抽取的申请认证产品的,由检查员当场从产品库房进行随机抽样;由于季节等原因没有样品的,检查员与企业确定抽样计划。

(三)环境监测和产品检测

1. 环境监测

现场检查结束,企业没有符合要求的环境监测数据的,省绿色食品办公室委托有资质的环境监测单位对企业、基地环境进行监测。

(1)监测单位按照省绿办委托书注明的监测因子和项目实施。一般环境监测主要监测申报产品或产品主原料产地土壤、大气和水 3 个环境因子。执行标准是 NY/T 391—2000《绿色食品产地环境技术条件》和《绿色食品产地环境质量现状评价技术导则》。

(2)监测工作完成后，监测单位直接将环境监测报告报中国绿色食品发展中心，同时抄送省绿办。

2. 产品检测

检查员从企业产品库房随机抽的样品，一般抽取样品 4 kg，于样品包装物上贴好封条，填写《抽样单》，并由双方在抽样单上签字、加盖公章。抽样后，申报企业带上检测费、产品执行标准复印件、抽检样品送至绿色食品定点食品检测中心。绿色食品定点检测中心依据绿色食品产品标准检测申报产品，并按有关收费标准收取检测费。检测中心将检测报告直接寄至中心认证处。

活动 3　签合同、领证书

企业收到中国绿色食品发展中心寄发的《办证通知》、《绿色食品标志商标使用许可合同》、《防伪标签订单》、《中国绿色食品商标标志设计使用规范手册》(以下简称《标志设计手册》)等文件后，进入以下程序。

(1)签订《绿色食品标志商标使用许可合同》(一式三份)，逾期视为自动放弃。

(2)按照《标志设计手册》的要求，设计使用绿色食品标志的产品包装，并将送审稿传真至中心审核。

(3)交纳认证费和第一年度的标志使用费。

(4)绿色食品防伪标签原则上自愿购买，中心有特殊规定的产品除外。

(5)中心收到上述文件和交纳的费用后，对获得绿色食品标志使用权的产品进行统一编号，将合同、证书邮寄至企业。

编号样式如下：

LB	—	XX	—	XX	XX	XX	XXX	X
标志代码		产品类别		认证年份	国别	省份	产品序号	产品级别
例如								
LB	—	42	—	09	01	13	123	1
标志代码		茶叶		2009 年	中国	福建	当年第 123 个批准产品	A 级

绿色食品标志使用有效期 3 年，到期应按有关规定续展申请使用。

编号所示的产品分类和全国行政区代号可以通过网络查询进行学习。

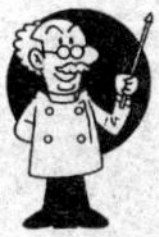

练一练

分组：分成“绿色食品管理文件”编写小组、“迎接绿色食品认证”研究小组，每组同学利用网络平台、图书馆等渠道收集整理相关的绿色食品知识，小组学习讨论后制作幻灯片在班级进行小组汇报，便于其他同学进行学习，汇报采用组长负责制，汇报过程中小组成员可以进行补充汇报，汇报完小组回答班级同学的提问。并填写表 5-6。

表 5-6　实施方案

学习小组	组长	小组成员名单	成员分工
“绿色食品管理文件”编写小组			
“迎接绿色食品认证”研究小组			

项目六　管理有机产品认证

任务一　认识有机产品认证

项目说明

本项目共完成5个任务。任务一使同学们了解有机产品的基本含义，任务二使同学们知道有机产品认证的基本程序，任务三使同学们掌握学习有机产品认证的标准，任务四使同学们学会编写有机产品认证申请材料，任务五使同学知道迎接有机产品认证的准备工作。

任务目标

了解有机产品的基本内容和标志。

了解有机产品的必备条件。

活动1　了解有机产品的内涵和标志

(一)有机产品的概念

有机农业是遵照一定的有机农业生产标准，在生产中不采用基因工程获得的生物及其产物，不使用化学合成的农药、化肥、生长调节剂、饲料添加剂等物质，遵循自然规律和生态学原理，协调种植业和养殖业的平衡，采用一系列可持续发展的农业技术以维持持续稳定的农业生产体系的一种农业生产方式。

有机产品是目前国标上对无污染天然食品比较统一的提法。有机产品指来自于有机农业生产体系，根据有机农业生产的规范生产加工，并经独立、被认可的认证机构认证的农产品及其加工产品等。目前经认证的有机产品主要包括一般的有机农作物产品(例如粮食、水果、蔬菜等)、有机茶产品、有机食用菌产品、有机畜禽产品、有机水产品、有机蜂产品、采集的野生产品以及以上述产品为原料的加工产品。国内市场销售的有机产品主要是蔬菜、大米、茶叶、蜂蜜等。

图 6-1　中国有机产品认证标志

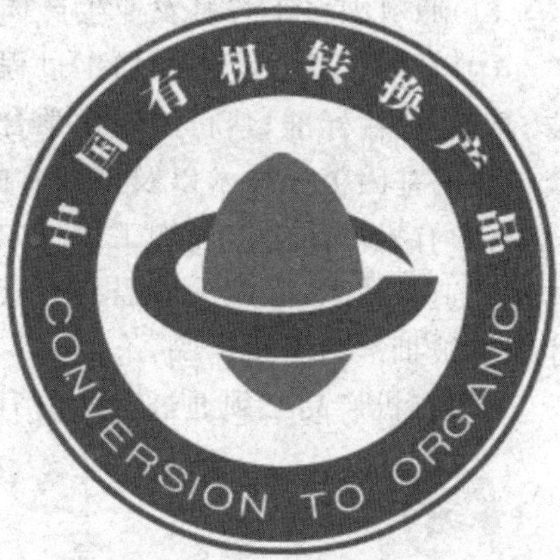

图 6-2　中国有机转换产品认证标志

(二)有机产品的标志

中国有机产品认证标志和中国有机转换产品认证标志仅用于按照有机产品国家标准生产或者加工并经认证机构认证的相应有机产品或者有机转换产品。

中国有机产品标志的图案由 3 部分组成,即外围的圆形、中间的种子图形及其周围的环形线条。

标志外围的圆形形似地球,象征和谐、安全,圆形中的“中国有机产品”字样,为中英文结合方式。既表示中国有机产品与世界同行,也有利于国内外消费者识别。

标志中间类似于种子的图形代表生命萌发之际的勃勃生机,象征了有机产品是从种子开始的全过程认证,同时昭示出有机产品就如同刚刚萌发的种子,正在中国大地上茁壮成长。

种子图形周围圆润自如的线条象征环形道路,与种子图形合并构成汉字“中”,体现出有机产品植根中国,有机之路越走越宽广。同时,处于平面的环形又是英文字母“C”的变体,种子形状也是“O”的变形,意为“China Organic”。

有机代表环保、健康,表示有机产品给人类的生态环境带来完美与协调。橘红色代表旺盛的生命力,表示有机产品对可持续发展的作用。

在有机产品转换期内生产的产品或者以转换期内生产的产品为原料的加工产品,应当使用中国有机转换产品认证标志。该标志标有中文“中国有机转换产品”字样和相应英文(CONVERSION TO ORGANIC)。

活动 2　了解有机产品必备的条件

(1)原料来自于有机农业生产体系或野生天然产品。

(2)有机产品在生产和加工过程中必须严格遵循有机产品生产、采集、加工、包装、储藏、运输标准,禁止使用化学合成的农药、化肥、激素、抗生素、食品添加剂等,禁止使用基因工程技术以及该技术的产物及其衍生物。

(3)有机产品生产和加工过程中必须建立严格的质量管理体系、生产过程控制体系和追踪体系,因此一般需要有转换期,这个转换过程一般需要 2～3 年的时间,才能够被批准为有机产品。

(4)有机产品必须通过合法的有机产品认证机构的认证。

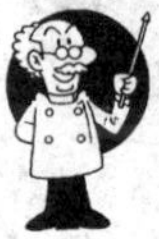

议一议

(1)有机食品的概念是什么?

(2)有机食品的标志含义?

(3)有机食品必须具备的条件有哪些?

(4)有机食品的显著特征是什么?

(5)有机食品认证的范围包括哪些?

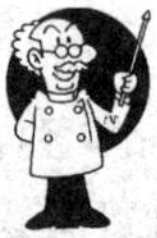

练一练

分组:分为“有机产品发展现状”调研小组、“有机产品种类”调研小组、“有机产品认证”调研小组、每组同学利用网络平台、图书馆等渠道收集整理相关的有机产品知识,小组学习讨论后制作幻灯片在班级进行小组汇报,便于其他同学进行学习,汇报采用组长负责制,汇报过程中小组成员可以进行补充汇报,汇报完小组回答班级同学的提问。并填写表 6-1。

表 6-1　实施方案

学习小组	组长	小组成员名单	成员分工
“有机产品发展现状”调研小组			
“有机产品种类”调研小组			
“有机产品认证”调研小组			

任务二　学习有机产品认证流程

任务目标

了解有机产品认证的基本程序。

了解申请有机产品认证所需的材料。

活动1　学习有机食品的认证程序

(1)申请者向认证中心提出正式申请,填写申请表和交纳申请费。

(2)认证中心核定费用预算并制订初步的检查计划。

(3)申请者交纳申请费等相关费用,与认证中心签订认证检查合同,填写有关情况调查表并准备相关材料。

(4)认证中心对材料进行初审并对申请者进行综合审查。

(5)实地检查评估。认证中心在确定申请者已经交纳颁证所需的各项费用后,派出经认证中心认可的检查员,依据《有机产品认证技术准则》,对申请者的产地、生产、加工、仓储、运输、贸易等进行实地检查评估,必要时需对土壤、产品取样检测。

(6)编写检查报告。检查员完成检查后,编写产地、加工厂、贸易检查报告。

(7)综合审查评估意见。认证中心根据申请者提供的调查表、相关材料和检查员的检查报告进行审查评估,编制颁证评估表,提出评估意见提交颁证委员会审议。

(8)颁证委员会决议。颁证委员会对申请者的基本情况调查表、检查员的检查报告和认证中心的评估意见等材料进行全面审查,做出是否颁发有机产品证书的决定。

(9)颁发证书。根据颁证委员会的决议,向符合条件的申请者颁发证书。获证申请者在领取证书前,需对检查员报告进行核实盖章,获有条件颁证申请者要按认证中心提出的意见进行改进并做出书面承诺。

(10)有机产品标志的使用。根据有机产品证书和《有机产品标志管理章程》,办理有机标志的使用手续。

活动2　了解申请有机产品认证所需的材料

根据《有机产品认证管理办法》规定,有机产品的生产、加工单位和个人或者其代理人(以下统称申请人),可以自愿向有机产品认证机构提出有机产品认证申请。申请时,应当提交下列书面材料。

(1)申请人名称、地址和联系方式。

(2)产品产地(基地)区域范围,生产、加工规模。

(3)产品生产、加工或者销售计划。

(4)产地(基地)、加工或者销售场所的环境说明。

(5)符合有机产品生产、加工要求的质量管理体系文件。

(6)有关专业技术和管理人员的资质证明材料。

(7)保证执行有机产品标准、技术规范和其他特殊要求的声明。

(8)其他材料。

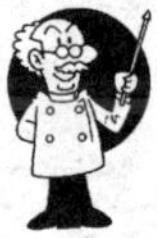

议一议

(1)申请有机产品认证的程序是什么?

(2)如何才能快速取得有机产品证书?

(3)申请有机产品认证所需要的材料有哪些?

(4)哪家机构对符合《有机产品认证管理办法》的有机产品认证机构予以批准?

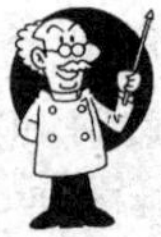

练一练

分组:分为“有机产品认证”研究小组、“有机产品认证机构”调研小组,每组同学利用网络平台、图书馆等渠道收集整理相关的有机产品知识,小组学习讨论后制作幻灯片在班级进行小组汇报,便于其他同学进行学习,汇报采用组长负责制,汇报过程中小组成员可以进行补充汇报,汇报完小组回答班级同学的提问。并填写表 6-2。

表 6-2　实施方案

学习小组	组长	小组成员名单	成员分工
“有机产品认证”研究小组			
“有机产品认证机构”调研小组			

任务三　学习有机产品认证的法规和标准

任务目标

掌握《有机产品认证实施规则》。

掌握《有机产品认证管理办法》。

掌握有机产品标准。

活动1　学习《有机产品认证实施规则》(CNCA－OG－001:2005)

2005年6月1日,国家认证认可监督管理委员会颁布了《有机产品认证实施规则》(国家认证认可监督管理委员会公告2005年第11号),规则规定了有机产品认证机构实施有机产品认证的原则、程序、方法和其他相关要求,详见表6-3。

表6-3　《有机产品认证实施规则》的主要内容

序号	标题	主要内容
1	目的	为规范有机产品认证活动,确保认证程序和管理基本要求的一致性和认证的有效性
2	适用范围	中华人民共和国境内销售的有机产品的认证活动
3	依据标准	GB/T 19630.1～19630.4－2005《有机产品》
4	认证程序	申请－受理－检查准备与实施－认证决定－颁发认证证书－签订有机产品标志/标识使用合同
5	认证后管理	日常监管
6	认证证书、标识	使用规则
7	认证收费	《国家计委 国家质量技术监督局 关于印发产品质量认证收费管理办法和收费标准的通知》(计价格[1999]1610号)

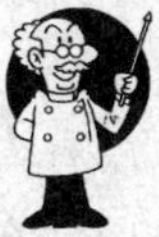

练一练

分组学习《有机产品认证实施规则》,并分组汇报学习成果。

活动2　学习《有机产品认证管理办法》(国家质量监督检验检疫总局令第67号)

国家质量监督检验检疫总局发布的《有机产品认证管理办法》(国家质量监督

检验检疫总局令第67号)于2005年4月1日实施,该办法规定了有机产品认证管理的相关要求,详见表6-4。

表6-4 《有机产品认证管理办法》主要内容

章节	标题	主要内容
第一章	总则	1.目的 2.有机产品、有机产品认证定义 3.有机产品认证分管部门
第二章	机构管理	1.有机产品认证机构设立条件 2.有机产品检测机构设立条件
第三章	认证实施	1.申请人申请应该提交的材料 2.申请人应该具备的条件
第四章	认证证书、标志	1.认证证书内容 2.证书有效期 3.重新认证的条件 4.标志的图样
第五章	监督检查	1.监督检查方式 2.对检查结果有异议的处理方式
第六章	罚则	违反本办法的处罚
第七章	附则	说明

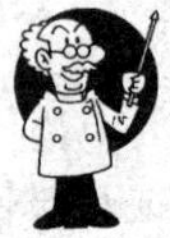

练一练

分组学习《有机产品认证管理办法》(国家质量监督检验检疫总局令第67号),并分组汇报学习成果。

活动3 学习《有机产品》国家标准GB/T 19630.1—4—2005

GB/T 19630.1—4—2005《有机产品》于2005年4月1日正式实施,标准内容见表6-5。

表 6-5　有机产品系列标准内容简介

章节	标准名称	标准号	主要内容
第一章	《有机产品 第 1 部分：生产》	GB/T 19630.1—2005	规定了农作物、食用菌、野生植物、畜禽、水产、蜜蜂及其未加工产品的有机生产通用规范和要求。本部分适用于有机生产的全过程，主要包括作物种植、食用菌栽培、野生植物采集、畜禽养殖、水产养殖、蜜蜂养殖及其产品的运输、储藏和包装
第二章	《有机产品 第 2 部分：加工》	GB/T 19630.2—2005	规定了有机产品加工的通用规范和要求。本部分适用于以 GB/T 19630.1 生产的未加工产品为原料进行加工、包装、储藏和运输的全过程
第三章	《有机产品 第 3 部分：标识和销售》	GB/T 19630.3—2005	规定了有机产品标识和销售的通用规范及要求。本部分适用于按 GB/T 19630.1、GB/T 19630.2 生产或加工并获得认证的产品的标识和销售
第四章	《有机产品 第 4 部分：管理体系》	GB/T 19630.4—2005	规定了有机产品生产、加工、经营过程中必须建立和维护的管理体系的通用规范和要求。本部分适用于有机产品的生产者、加工者、经营者及相关的供应环节

有机产品标准是有机产品审核和日常产品合格与否的判定准则，对于推动有机产品的发展起到了重要的作用。

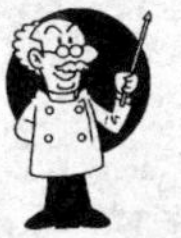

议一议

1. 有机产品认证法规——有机产品标志管理办法的主要内容？
2. 有机产品的标准包含哪几方面内容？

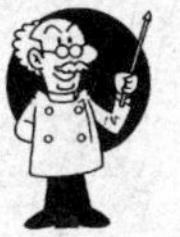

练一练

分组：分为“有机产品认证实施规则”研究小组、“有机产品认证管理办法”研究小组和“有机产品标准”研究小组，每组同学利用网络平台、图书馆等渠道收集整理相关的有机产品知识，小组学习讨论后制作幻灯片在班级进行小组汇报，便于其他同学进行学习，汇报采用组长负责制，汇报过程中小组成员可以进行补充汇报，汇报完小组回答班级同学的提问。并填写表 6-6。

表 6-6 实施方案

学习小组	组长	小组成员名单	成员分工
“有机产品认证实施规则”研究小组			
“有机产品认证管理办法”研究小组			
“有机产品”标准研究小组			

任务四　有机产品认证的申请

任务目标

了解有机产品认证申请书的结构。

熟悉有机产品认证所需文件清单(加工)。

活动 1　学习《有机产品认证申请书》的填写

有机产品生产认证需要向有资质的认证机构提出申请,每个认证机构的认证申请书略有不同,展示中国质量认证中心(CQC)有机产品认证申请书(见本项目附件 1)为例。

本项目附件 1

中国质量认证中心(CQC)有机产品认证申请书

申请编号 Application No.:

CQC 认证申请书

(有机产品)

Application for the CQC Certification(Organic Products)

申请者名称:________________________

(Name of Applicant)

申请日期 Date:________________________

认证类别 Certificate Sort: ☐ 有机 Organic

☐ 有机转换 Conversion to Organic

中国质量认证中心

China Quality Certification Centre

填表说明

1. 申请认证：每个产品填报申请书一式一份，申报资料一套。CQC/13OR01.02《有机产品认证调查表》随本申请表一同报上。

2. 本申请书填写内容应准确完整，字迹清晰，不得涂改。申报资料按CQC/13OR01.02《有机产品认证申请书》附件的要求报送申请资料，申请资料应有目录页码，用A4纸打印。

3. 申请编号、农场或工厂编号由受理部门填写。

4. 种植/养殖基地或地点：填写详细的种植/养殖基地，地址详细到村，如有多处种植/养殖地点，应详细列出（可附表）。

5. 生产规模：以亩、头、只、羽、万尾等为单位。

6. 种植/养殖历史：指该品种/种类在当地的人工种植/养殖历史，单位为年。

7. 国内年需求量：以吨为单位，为预计量。如供出口，应同时注明年出口量。

8. 联系电话号码前标明所在地区长途电话区号。

9. 如所填内容申请人不存在或不适用，请填"无"或"不适用"。

1. 申请人/Applicant

1.1 申请人名称/Name of applicant：____________________

1.2 申请人地址、邮编/Address and postcode of applicant：____________

1.3 联系人/Person to be contacted：____________________

1.4 电话/Telephone：__________ 手机/Mobile telephone：__________

传真/Fax：________________ 电子邮件/E-mail：____________

2. 代理机构或中国办事处名称，联系人姓名、地址、邮编、电子邮件、电话及传真/Name of Agent or office in China，its contact person，address，postcode，E-mail，Tel. No. & Fax No.：____________________

3. 生产基地/Production base

3.1　基地名称/Name of production base：____________________

3.2　基地地址、邮编/Address and postcode of production base：________

____

3.3　联系人/Person to be contacted：____________________

3.4　电话/Telephone：__________ 手机/Mobile Telephone：__________

传真/Fax：________________ 电子邮件/E-mail：____________

4. 加工厂/Processing factory

4.1　加工厂名称/Name of processing factory：____________________

4.2　加工厂地址、邮编/Address and postcode of processing factory：

____

4.3 联系人/Person to be contacted:____________________

4.4 电话/Telephone:__________ 手机/Mobile telephone:__________

传真/Fax:__________ 电子邮件/E-mail:__________

5.产品种类/ Product sort:

5.1 种植/Crops

□作物种植/Crop production

□食用菌栽培/ Mushroom production

□野生植物采集/Wild plant collection

5.2 养殖/Livestock

□畜禽养殖/ Livestock and poultry production

□水产养殖/ Aquaculture

□蜜蜂和蜂产品/ Beekeeping and beekeeping products

5.3 加工/ Processing

□作物产品/Crop Products

□野生采集产品/Products from wild plant collection

□畜禽产品/ Livestock and poultry products

□水产品/ Aquaculture products

□蜂产品/ Beekeeping products

□纺织品/ Textile

5.4 其他/ Others

6.申请认证产品名称、规模/Name and scale of products

序号 No.	产品名称① Name of the product	规模 Production scale /(亩/头/只/箱)	产量 Output /t	包装和规格 Model and specification	商标 Mark
1					
2					
3					
4					
5					
6					
7					
8					
9					
10					

注:如产品较多,请另附表格。

我们声明将遵守中国质量认证中心的认证规则和程序，支付认证所需的认证检查等费用；中国质量认证中心将不承担获得产品合格认证的制造厂或销售商应承担的任何法律责任。

We declare that we will follow the rules and procedures of the CQC and make payment for the fees arising from the inspection and other services.

授权人签字（盖章）/Authorized signatory ______________

年　　月　　日

注：1. 请申请书及附件所需资料邮寄 CQC 产品认证七部或 CQC 分支机构。
2. 公开文件或申/投诉等信息可通过 CQC 网站获取。
3. 如同时申请 GAP 认证，继续填写 GAP 认证申请书。

以上各项内容填写空间不够，可另加附页。CQC 承诺对申请者提交的所有文件资料内容保密。

申请人承诺

（1）始终遵守认证方案的有关规定。

（2）为进行评价作出必要的安排，包括为审查文件所做的准备，开放所有的区域、记录（包括内部检查报告）和准备相应人员，以实施评价（例如检测、检查、评审、监督、复评）和解决投诉。

（3）仅在获得认证的范围方面作出有关认证的声明。

（4）在使用产品认证结果时，其方式不得损害 CQC 的声誉、不得做使中国质量认证中心认为可能误导或未经授权有关产品认证的声明。

（5）当认证被暂停或撤销时，应立即停止使用包含产品认证内容的所有广告，并按 CQC 要求交回所有认证文件。

（6）使用认证结果仅表明产品经认证符合特定标准。

（7）应保留文件和记录以证实符合性，文件应保留 5 年以上。

（8）确保不以误导的方式使用或部分使用认证证书或报告。

（9）在文件、宣传册或广告等传播媒体中，对产品认证内容的引用，应符合 CQC 的要求。

（10）确保有机产品生产、加工、经营质量管理体系持续有效，持续按照有机产品认证标准生产、加工、经营，规范投入品使用以持续符合国家法规、标准的规定要求。

(11)如果申请认证的产品、经营场所等发生变化时，需要向 CQC 重新提交新的申请材料。

(12)自提交有机认证申请材料之日起，将严格按照国家有机标准要求进行生产。

申请人/授权人签字：

日期：

企业进行认证时需要到选择的认证公司下载申请书，并咨询具体填写方法。

活动 2　有机产品认证所需文件清单(加工)

有机产品认证需要向有资质的认证公司提交很多文件以供认证公司进行初步审核，每个认证公司需要提交的文件略有不同，展示中国质量认证中心(CQC)有机产品认证(加工)所需提供文件清单见本项目附件 2：

本项目附件 2

中国质量认证中心(CQC)有机产品认证(加工)所需提供文件清单

向中国质量认证中心(简称 CQC)申请有机产品认证的企业，除填写 CQC《申请书》和《调查表》外，还应提供以下相关附件(可以为复印件)。

(一)申请单位基本情况资料

1. 申请人的合法经营资质文件(如营业执照、卫生许可证等)。

2. 申请者合法的土地使用证或合法的经营证明文件。

3. 如是合作项目，请提供各方签署的合作协议。

4. 通过其他认证机构认证的项目，提供证书或认证结果通知书或检查员报告。

5. 被其他认证机构拒绝认证的，提交导致被拒绝认证的有关内容和其他有关信息。

(二)基地环境情况资料

1. 加工、包装车间、原料、成品仓库及相关设备的分布图。

2. 加工、经营场所 5 km 范围内的行政图，并标明周边工业污染源的位置。

3. 防治鼠、虫害等有害生物的捕捉器或监视器分布位置图。

(三)质量管理体系文件

申请企业必须建立有机产品生产和加工管理体系，编制《有机产品生产管理手册》,并保证文件为最新有效,该手册至少应包括如下内容。

(1)申请单位的简介。

(2)企业的有机生产经营方针和目标。

(3)组织机构图及其相关人员的责任和权限。

(4)有机产品生产、经营实施计划。

(5)内部检查(包括企业有机生产管理者及内部检查员的资源配置)。

(6)跟踪审查。

(7)记录管理。

(8)客户申诉和投诉的处理。

(四)有机产品生产规程

有机生产经营者应制订详细的生产规程,至少应包括以下方面。

(1)申请认证产品的加工、经营操作规程。

(2)禁止有机产品与转换期产品及非有机产品相互混杂,以及防止有机生产、加工和经营过程中受禁用物质污染的规程。

(3)申请认证产品原料购买、储存、加工、包装、标识、储藏、运输等各道工序的管理规程。

(4)出入库管理规程。

(5)机械设备的维修、清扫规程。

(6)废弃物处理规程。

(7)员工福利和劳动保护规程。

(8)标志、标签及批次号的管理规程。

(五)记录

有机生产经营者应建立并保持记录,至少包括以下方面。

(1)加工全过程记录。

(2)原料和配料购买记录。

(3)原料、配料出入库记录。

(4)产品出入库记录。

(5)销售记录。

(6)运输记录。

(7)标识使用记录。

(8)加工车间、设备等清洗记录。

(9)卫生害虫(包括鼠害)防治记录。

(10)废弃物处理记录。

(11)人员培训记录。

(12)内部检查记录。

(13)标识使用记录。

(14)所有收到的客户或公众对产品或生产体系的投诉记录。

(15)产品召回记录。

(16)所有投入品的购买发票和产品销售发票。

(17)其他能追溯产品生产活动过程的记录。

(六)证明文件

(1)产品检测报告。

(2)加工用水检测报告。

(3)外购有机原料和配料的有机证书复印件。

(4)加工厂排污达标证明。

(5)生产中所使用各种资料的证明文件(购买单据、产品说明)。

(6)有机生产管理者资质证明材料(如毕业证、学位证、培训证书等)。

(7)技术人员和内部检查员资格证明材料(如资格证书、毕业证、培训证书等)。

(8)申请认证产品的各类包装袋(箱)及包装标签实物样品、复印件或照片。

说明:

(1)以上所需文件是对所有申请有机生产、加工、经营认证的一般性要求,检查员在检查时还有可能会针对各生产、加工、经营者的具体情况要求申请者提供一些本清单未涉及的文件。

(2)申请人所提供的任何申请文件,在未得到申请人书面授权的情况下,CQC不向任何第三方透露。

企业进行认证时需要提交的文件清单会因认证机构不同而略有不同,但不会有太大的区别,具体要求申请时要先咨询。

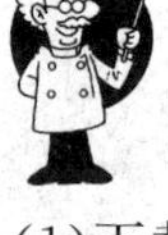

练一练

(1)下载一个认证公司的《有机产品认证申请书》,请结合企业的实际进行填写。

(2)登录有资质进行有机产品认证的公司网站,学习其有机产品认证申请时所需文件清单,并进行初步准备。

任务五　迎接有机产品认证

任务目标

熟悉迎接有机产品认证的准备工作。

了解文件的准备工作。

活动1　认证前的准备

对于有机产品认证，有机产品生产者特别要重视有机转换期的要求。以欧盟标准为例，一年生作物在播种前至少需要2年的转换期，而多年生作物(牧草除外)在第一次收获有机产品之前至少需要3年的转换期。也就是说，如果希望产品获得有机认证，必须确保在转换期内的生产要求符合有机要求并有足够的证据来证明。

(1)熟悉标准，了解标准中允许使用的物质和禁止使用的物质以及技术方面的要求。

(2)管理者、基地负责人和内部检查员应参加有机培训，以便系统地了解有机生产的技术要求和相关知识。

(3)严格按照标准的要求进行生产、加工或经营，并自有机生产正式开始之日起与认证机构签订遵守有机农作条例的协议，记录有机生产、加工或经营活动。

(4)内部检查员应该每年对认证范围内的区域(如:所有的有机地块、农户、加工设施或人员)至少进行一次内部检查并做好内部检查记录，包括操作中的不符合项、整改措施的落实情况。

(5)申请者在接受认证机构的检查之前，要积极配合认证机构提供有关的文件材料，并在设施、人员等方面做好准备。

①文件准备。根据质量管理的理念，制订并实施有机管理体系文件。文件包括3个层次。

第一个层次是质量手册，说明企业内部整体的管理方式。

第二个层次是操作规程，至少应包括作物栽培、野生采集、畜禽、蜜蜂、水产养殖等有机生产、加工、经营的操作程序等。

第三个层次是记录，即所有生产、加工、经营活动的记录，应包括种植、养殖历史记录以及最后一次使用禁用物质的时间及使用量等。

文件没有统一规定的格式，企业可以根据自己的实际情况灵活编制实施，记录至少保存5年。

②地点和设施的准备。有机生产地点，有机作物、动物的生长状况，有机和常规的隔离措施，有机生产对周围环境的影响以及环境对于有机生产的影响等。

③人员的准备。主要是管理人员、内部审核人员和生产加工人员对有机农业和标准的理解，以及根据标准活动的实施情况。

活动2 文件准备

(一)质量手册

有机产品认证申请者可以按照《有机产品 第4部分：管理体系》(GB/T 19630.4—2005)的要求编制《有机产品质量管理手册》。编写质量体系文件时始终要考虑到可操作性，便于实施、检查、记录和追溯，根据企业需要，既覆盖标准又能够实施即可。具体可以在网上搜索《×××茶叶有限公司有机茶叶种植、加工质量管理手册》进行学习。

(二)程序文件和操作规程

为了对控制措施进行具体说明，有机产品认证申请者可以编写程序文件和具体的操作规程。具体可以在网上搜索如《有机茶叶可追溯性管理程序》、《有机茶叶采收卫生规程》、《有机茶叶加工厂内部环境和卫生规程》、《有机茶叶加工卫生规程》、《有机茶叶加工技术规程》、《有机茶叶加工区和贮存区卫生要求》、《有机茶叶包装和运输规程》等参考文件进行学习。

(三)记录表格

企业在建立技术规程之后，在具体实施过程中要有对应的记录，以证明其已按照标准运行。记录应真实、清晰，易于检索，至少保存5年。

记录表格设计的原则：内容完整，体现标准的要求；GB/T 19630.4—2005《有机产品 第4部分：管理体系》中给出了有机产品常用的一些记录。

活动3 现场准备

有机产品认证检查员对有机产品生产过程进行实地检查，是有机产品生产、加工、贸易认证程序中的一个重要环节。检查员根据实地检查所撰写的检查报告是认证委员会对申请认证单位予以同意或对已获认证者是否继续认证的重要依据。

目前，我国有机产品的检查内容主要包括有机产品原料基地、加工厂和贸易3方面，检查过程遵循的依据是有机认证标准。

(一)有机产品原料基地的检查

在对有机生产基地检查的过程中,检查员要采访基地的管理人员与生产人员及生产者的邻居,考察生产地块,检查生产设施,察看作物与生产物资仓库,检查各种记录。

1.采访生产人员

检查员首先要向生产者解释清楚自己的角色及保守生产者提供信息的保证,再核实基地提供的材料,包括基本情况调查表、农场地块图、农场历史、精确的申请认证与面积,了解生产者的背景情况,以判断生产者对有机农业的了解程度和发展有机生产的目的。查明是否在平行生产或分散的田块,如果有,则生产在生产设施的使用、储藏仓库等方面采取了哪些措施防止可能产生的混淆与污染。

2.田块的实地考察

作物和地块检查、土壤培肥和管理、种子和幼苗、杂草的防治、病虫害及其防治、灌溉条件、边界与缓冲区、限制/控制/禁止使用物质、收获及收获后的处理和储存、种植、储存、销售和运输的档案记录和跟踪审查、质量保证体系。

3.采集样品与样品分析

采集检查地块的土壤样品和作物收获后的样品,送到专门的权威分析实验室进行农药残留与重金属含量分析,分析结果作为认证的辅助证据。

(二)有机产品加工厂的检查

有机产品加工是指有机原料的加工处理,加工者必须购买有机原料才能加工出有机产品。加工厂的职能是保护加工流程中有机质量的完整性,并通过文档记录加以证明。检查包括检查前的准备工作与现场检查。

1.检查前的准备工作

检查员审查申请者提供的基本情况调查表,了解是否是初次申请加工厂的认证检查,原料是否已经获得认证,原料生产基地,购买的原料品种及数量,加工厂离原料基地有多远,加工成品的贸易单位及负责人,是否已与贸易商签订合同等问题,并使自己熟悉要检查的加工类型的知识。

2.现场检查

加工厂的基本情况,管理框架和负责人,产品执行标准,产品原料和添加物质,主要生产设备和流程,生产加工用水,废弃物处理情况,包装、运输和保管(仓库和设施),害虫防治,卫生状况,生产加工、储存和运输的档案记录和跟踪审查,质量保证体系,产品销售,采集样品和分析。

(三)有机产品贸易者的检查

贸易检查的主要目的是保证有机产品在运输、储存过程中不会受到污染，贸易量与生产量保持一致，杜绝假冒行为出现。其基本步骤与内容如下。

1. 掌握基本情况

审查基本情况调查表，了解是否为初次申请有机贸易认证检查，原料生产基地、加工厂的基本情况、贸易的基本程序。

2. 贸易公司现场检查

贸易公司的基本情况、管理框架、注册和检查情况、产品运输和保管、档案记录和跟踪审查、贸易质量保证体系。

(四)编写检查报告

(1)检查员完成检查后，按认证中心的要求编写检查报告。

(2)检查员在检查完成后在规定的期限内将检查报告送达认证中心。

(五)综合审查评估意见

(1)认证中心根据申请人提供的申请表、调查表等相关材料以及检查员的检查报告和样品检验报告等进行综合审查评估，编制颁证评估表。

(2)提出评估意见并报技术委员会审议。

(六)颁证

认证人员对申请人的基本情况调查表、检查员的检查报告和认证中心的评估意见等材料进行全面审查，做出同意颁证、有条件颁证、有机转换颁证或拒绝颁证的决定 。证书有效期为一年。

1. 同意颁证

申请内容完全符合有机产品标准，颁发有机产品证书。

2. 有条件颁证

申请内容基本符合有机产品标准，但某些方面尚需改进，在申请人书面承诺按要求进行改进以后，亦可颁发有机产品证书。

3. 有机转换颁证

申请人的基地进入转换期一年以上，并继续实施有机转换计划，颁发有机转换基地证书。从有机转换基地收获的产品，按照有机方式加工，可作为有机转换产品，即“转换期有机产品”销售。

4. 拒绝颁证

申请内容达不到有机产品标准的要求，技术委员会拒绝颁证，并说明理由。

(七)有机产品标志的使用

根据证书和《有机产品标志使用管理规则》的要求，签订《有机产品标志使用许可合同》，并办理有机产品商标的使用手续。

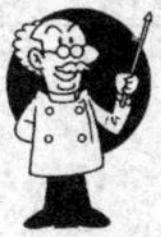

议一议

如何迎接有机产品认证?

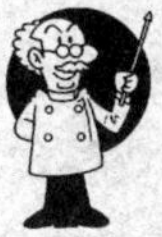

练一练

分组：分为“有机产品管理文件”编写小组、“迎接有机产品认证”研究小组，每组同学利用网络平台、图书馆等渠道收集整理相关的有机产品知识，小组学习讨论后制作幻灯片在班级进行小组汇报，便于其他同学进行学习，汇报采用组长负责制，汇报过程中小组成员可以进行补充汇报，汇报完小组回答班级同学的提问。并填写表 6-7。

表 6-7　实施方案

学习小组	组长	小组成员名单	成员分工
“有机产品管理文件”编写小组			
“迎接有机产品认证”研究小组			

项目七　管理无公害农产品认证

项目说明

本项目共完成5个任务。任务一使同学们了解无公害农产品的基本含义，任务二使同学们了解无公害农产品认证的基本程序，任务三使同学们掌握无公害农产品认证的标准，任务四使同学们学会编写无公害农产品认证的申请材料，任务五使同学了解迎接无公害农产品认证的准备工作。

任务一　认识无公害农产品认证

任务目标

了解无公害农产品认证的基本内容和标志。

了解无公害农产品认证必备的条件。

活动1　无公害农产品的内涵和标志

(一)无公害农产品的概念

无公害农产品是指产地环境符合无公害农产品的生态环境质量，生产过程必须符合规定的农产品质量标准和规范，有毒有害物质残留量控制在安全质量允许范围内，安全质量指标符合《无公害农产品(食品)标准》，经专门机构认定，许可使用无公害农产品标识的农、牧、渔产品(食用类，不包括深加工的食品)，无公害农产品是保证人们对食品质量安全最基本的需要，是最基本的市场准入条件，普通食品都应达到这一要求。无公害农产品认证分为产地认定和产品认证。无公害农产品由农业部门认证，其标志的使用期为3年。

(二)无公害农产品的标志

无公害农产品标志的图案主要由麦穗、对勾和无公害农产品字样组成,麦穗代表农产品,对勾表示合格,金色寓意成熟和丰收,无公害象征环保和安全。标志必须经当地无公害管理部门申报,经省级无公害管理部门批准才可获得使用权。

图 7-1　无公害农产品标志

议一议

试比较绿色食品、有机产品和无公害农产品标志的区别与联系。填写表 7-1。

表 7-1　绿色食品、有机食品和无公害农产品标志的区别与联系

类别	共同点	区别
无公害农产品		
绿色食品		
有机食品		

活动 2　学习无公害农产品的管理

(三)无公害农产品必备的条件

(1)产品的原料产地符合无公害农产品产地环境的标准要求;集中连片、区域范围明确(产地应当树立标示牌,标明范围、产品品种、责任人);具备一定的生产规模。

(2)农作物种植、畜禽饲养、水产养殖及食品加工符合无公害农产品生产技术操作规程,有相应的专业技术和管理人员。

(3)产品符合无公害农产品的产品标准,有完善的质量控制措施。

(4)产品的包装、储运符合无公害农产品包装储运标准。

(5)产品生产和质量必须符合国家食品卫生法的要求和食品行业质量标准,并有完整的生产和销售记录档案。

议一议

(1)无公害农产品的概念是什么?

(2)无公害农产品的标志含义是什么?

(3)无公害农产品必须具备的条件有哪些?

(4)无公害农产品的显著特征是什么?

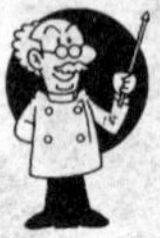

练一练

分组:分为“无公害农产品发展现状”调研小组、“无公害农产品种类”调研小组、“无公害农产品认证”调研小组,每组同学利用网络平台、图书馆等渠道收集整理相关的无公害农产品知识,小组学习讨论后制作幻灯片在班级进行小组汇报,便于其他同学进行学习,汇报采用组长负责制,汇报过程中小组成员可以进行补充汇报,汇报完小组回答班级同学的提问。并填写表 7-2。

表 7-2　实施方案

学习小组	组长	小组成员名单	成员分工
“无公害农产品发展现状”调研小组			
“无公害农产品种类”调研小组			
“无公害农产品认证”调研小组			

任务二　学习无公害农产品的认证流程

任务目标

了解无公害农产品认证的基本程序。

了解申请无公害农产品认证需要准备的资料。

活动 1　学习无公害农产品认证的内容

无公害农产品认证包括产地认定和产品认证两个方面。产地认定是产品认证的前提和必要条件,是由省级农业行政主管部门组织实施,认定结果报农业部农产品质量安全中心备案、编号;产品认证是在产地认定的基础上对产品生产全过程的一种综合考核评价,由中心统一组织实施,认证结果报农业部、国家认监委公告。

活动 2　学习无公害农产品认证基本程序

为便于申请人了解无公害农产品的认证流程,根据《无公害农产品管理办法》、

《无公害农产品产地认定程序》和《无公害农产品认证程序》规定，并结合《无公害农产品认证审查分工调整实施意见》(农质安发[2004]12 号)，现将无公害农产品认证工作程序简述如下。

(一)无公害农产品产地认定的工作程序

1. 产地认定申请

申请人向所在地县级以上人民政府农业行政主管部门申领《无公害农产品产地认定申请书》和相关资料，或者从中国农业信息网站(www. agri. gov. cn)下载获取。

申请人向产地所在地县级人民政府农业行政主管部门(以下简称县级农业行政主管部门)提出申请，并提交《无公害农产品产地认定申请书》等 8 类材料。

2. 产地认定材料审查和现场检查

(1)县级农业行政主管部门自受理之日起 30 日内，对申请人的申请材料进行形式审查。符合要求的，出具推荐意见，连同产地认定申请材料逐级上报省级农业行政主管部门；不符合要求的，应当书面通知申请人。

(2)省级农业行政主管部门应当自收到推荐意见和产地认定申请材料之日起 30 日内，组织有资质的检查员对产地认定申请材料进行审查。

(3)材料审查不符合要求的，应当书面通知申请人。

(4)材料审查符合要求的，省级农业行政主管部门组织有资质的检查员参加的检查组对产地进行现场检查。

(5)现场检查不符合要求的，应当书面通知申请人。

3. 环境检测

(1)申请材料和现场检查符合要求的，省级农业行政主管部门通知申请人委托具有资质的检测机构(环境检测机构名单见附件四)对其产地环境进行抽样检验。

(2)检测机构应当按照标准进行检验，出具环境检验报告和环境评价报告，分送省级农业行政主管部门和申请人。

(3)环境检验不合格或者环境评价不符合要求的，省级农业行政主管部门应当书面通知申请人。

4. 产地认定评审及颁证

(1)省级农业行政主管部门对材料审查、现场检查、环境检验和环境现状评价符合要求的，进行全面评审，并做出认定终审结论。

(2)符合颁证条件的，颁发《无公害农产品产地认定证书》。

(3)不符合颁证条件的，应当书面通知申请人。

(4)《无公害农产品产地认定证书》有效期为 3 年。期满后需要继续使用的，证书持有人应当在有效期满前90日内按照本程序重新办理。

(二)无公害农产品认证工作程序

1.产品认证申请

获得产地认定证书的申请人向中心及所在省(自治区、直辖市)无公害农产品认证承办机构(以下简称省级承办机构)领取《无公害农产品认证申请书》和相关资料,或者从中心网站(www.aqsc.gov.cn)下载。申请人填写并向所在省级承办机构递交《无公害农产品认证申请书》等11类文件。

2.省级承办机构初审及产品抽检

(1)省级承办机构收到申请材料后,进行登记、编号并录入有关认证信息。

(2)按照程序文件规定,审查申请书填写是否规范、提交的申报材料是否完整和《无公害农产品产地认定证书》是否有效。

(3)根据现场检查情况核实申请材料填写内容是否真实、准确,生产过程是否有禁用农业投入品使用和投入品使用不规范的行为。

(4)申请材料不规范的,省级承办机构应当书面通知申请人补充相关材料。

(5)申请材料初审合格的,通知申请人委托有资质的检测机构进行抽样检测。

(6)完成认证初审并按规定要求填写《无公害农产品认证报告》。

(7)初审合格的申请材料连同《无公害农产品认证报告》以"报审单"形式按规定报中心所属三个专业认证分中心,同时将《认证信息登录表》报中心审核处。

3.专业认证分中心复审

各专业认证分中心接收省级承办机构报送的认证申请材料及《无公害农产品认证报告》后复查省级承办机构初审情况和相关申请材料。

(1)审查生产过程质量控制措施的可行性。

(2)审查生产记录档案和产品《检验报告》的符合性。

(3)根据审查过程中发现的问题,通知省级承办机构或申请人补充相关材料,必要时组织现场核查。

(4)按照审查分工完成认证材料的复审工作,并按规定要求填写《无公害农产品认证报告》。

(5)及时将认证申请审查情况和《无公害农产品认证报告》以"报审单"的形式报中心审核处。

4.中心终审及颁证

中心接受三个专业认证分中心报送的"报审单"和《无公害农产品认证报告》等材料后,根据三个专业认证分中心的审查推荐情况,组织召开无公害农产品认证评审专家会对材料进行终审。

（1）符合颁证条件的，由中心主任签发《无公害农产品认证证书》，并核发认证标志。

（2）不符合颁证条件的，中心书面通知相应的分中心、省级承办机构和申请人。

《无公害农产品认证证书》有效期为 3 年，期满后需要继续使用的，证书持有人应当在有效期满前 90 日内按照本程序重新办理。

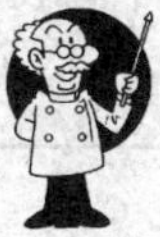

议一议

（1）无公害农产品认证经历哪些过程？

（2）如何才能快速取得无公害农产品证书？

（3）申请无公害农产品认证所需要的材料有哪些？

（4）无公害农产品认证包括（　　　）和产品认证两个方面。

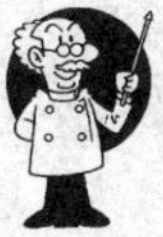

练一练

分组：分为“无公害农产品认证”调研小组、“无公害农产品认证机构”调研小组，每组同学利用网络平台、图书馆等渠道收集整理相关的无公害农产品知识，小组学习讨论后制作幻灯片在班级进行小组汇报，便于其他同学进行学习，汇报采用组长负责制，汇报过程中小组成员可以进行补充汇报，汇报完小组回答班级同学的提问。并填写表 7-3。

表 7-3　实施方案

学习小组	组长	小组成员名单	成员分工
“无公害农产品认证”调研小组			
“无公害农产品认证机构”调研小组			

任务三　学习无公害农产品认证的法规和标准

任务目标

掌握无公害农产品认证的相关法规。

了解无公害农产品的认证标准。

活动 1　学习《无公害农产品管理办法》(国家质量监督检验检疫总局令2002 年第 12 号)

2002 年 4 月 29 日，中华人民共和国农业部 、中华人民共和国国家质量监督检验检疫总局颁布了《无公害农产品管理办法》(国家质量监督检验检疫总局令 2002 年第 12 号)，规定了无公害农产品认证的原则、程序、方法和其他相关要求，详见表 7-4。

表 7-4　《无公害农产品管理办法》的主要内容

章节	标题	主要内容
第一章	总则	1. 目的 2. 无公害农产品、无公害农产品认证定义 3. 无公害农产品认证分管部门
第二章	产地条件与生产管理	1. 无公害农产品产地应当必备条件 2. 无公害农产品生产管理符合的条件 3. 产地标识
第三章	产地认定	1. 无公害农产品产地认定申请书内容 2. 产地认定程序
第四章	无公害农产品认证	1. 无公害农产品的认证机构定义 2. 申请无公害产品认证称申请人书面申请内容 3. 无公害农产品认证程序
第五章	标志管理	标志使用规定
第六章	监督管理	监管部门的监管责任
第七章	罚 则	违反本办法的处罚
第八章	附则	

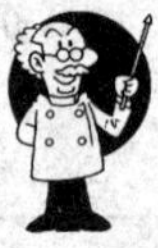

练一练

分组学习《无公害农产品管理办法》(国家质量监督检验检疫总局令 2002 年第 12 号)，并分组汇报学习成果。

活动 2　学习《无公害农产品产地认定程序》

2003 年 4 月 17 日，中华人民共和国农业部和国家认证认可监督管理委员会颁布了《无公害农产品产地认定程序》，规定了无公害农产品产地认定基本程序，共 17 条要求。

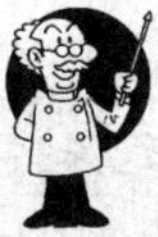

练一练

分组学习《无公害农产品产地认定程序》，并分组汇报学习成果。

活动 3 学习《无公害农产品认证程序》

2003 年 4 月 17 日，中华人民共和国农业部和国家认证认可监督管理委员会颁布了《无公害农产品认证程序》，规定了无公害农产品认证基本程序，共 23 条要求。

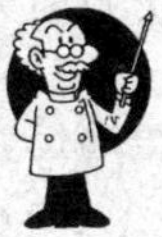

练一练

分组学习《无公害农产品认证程序》，并分组汇报学习成果。

活动 4 学习《无公害农产品管理规范和生产标准》

《无公害农产品管理规范和生产标准》见表 7-5。

表 7-5 《无公害农产品管理规范和生产标准》

序号	标准	标准
1	GB 18406.1—2001 农产品安全质量无公害蔬菜安全要求 GB 18406.2—2001 农产品安全质量无公害水果安全要求 GB 18406.3—2001 农产品安全质量无公害禽肉安全要求 GB 18406.4—2001 农产品安全质量无公害水产品安全要求 GB/T 18407.1—2001 农产品安全质量无公害蔬菜产地环境要求 GB/T 18407.2—2001 农产品安全质量无公害水果产地环境要求 GB/T 18407.3—2001 农产品安全质量无公害禽肉产地环境要求 GB/T 18407.4—2001 农产品安全质量无公害水产品产地环境要求 DB 32/T 343.1—1999 无公害农产品(食品)产地环境要求	DB 32/T 343.2—1999 无公害农产品(食品)生产技术规范 DB 32/T 343.3—1999 无公害农产品(食品)产品安全标准 NY 5001—2001 无公害食品韭菜 NY/T 5002—2001 无公害食品韭菜生产技术规程 NY 5003—2001 无公害食品白菜等蔬菜韭菜 NY/T 5004—2001 无公害食品大白菜生产技术规程 NY 5005—2001 无公害食品茄果类蔬菜 NY/T 5006—2001 无公害食品番茄露地生产技术规程 NY/T 5007—2001 无公害食品番茄保护地生产技术规程 NY 5008—2001 无公害食品甘蓝类蔬菜

续表 7-5

序号	标准	标准
2	NY/T 5009—2001 无公害食品结球甘蓝生产技术规程 NY 5027—2001 无公害食品畜禽饮用水水质 NY 5028—2001 无公害食品畜禽产品加工用水水质 NY 5029—2001 无公害食品猪肉 NY 5030—2001 无公害食品生猪饲养兽药使用准则 NY 5031—2001 无公害食品生猪饲养兽医防疫准则 NY 5032—2001 无公害食品生猪饲养饲料使用准则 NY/T 5033—2001 无公害食品生猪饲养管理准则 NY 5034—2001 无公害食品鸡肉 NY 5035—2001 无公害食品肉鸡饲养兽药使用准则	NY 5036—2001 无公害食品肉鸡饲养兽医防疫准则 NY 5037—2001 无公害食品肉鸡饲养饲料使用准则 NY/T 5038—2001 无公害食品肉鸡饲养管理准则 NY 5039—2001 无公害食品鸡蛋 NY 5040—2001 无公害食品蛋鸡饲养兽药使用准则 NY 5041—2001 无公害食品蛋鸡饲养兽医防疫准则 NY 5042—2001 无公害食品蛋鸡饲养饲料使用准则 NY/T 5043—2001 无公害食品蛋鸡饲养管理准则 NY 5044—2001 无公害食品牛肉 NY 5045—2001 无公害食品生鲜牛乳
3	NY 5046—2001 无公害食品奶牛饲养兽药使用准则 NY 5047—2001 无公害食品奶牛饲养兽医防疫准则 NY 5048—2001 无公害食品奶牛饲养饲料使用准则 NY/T 5049—2001 无公害食品奶牛饲养管理准则 NY/T 5050—2001 无公害食品牛奶加工技术规范 NY/T 5055—2001 无公害食品稻田养鱼技术规范 NY 5074—2002 无公害食品黄瓜 NY/T 5075—2002 无公害食品黄瓜生产技术规程 NY 5078—2002 无公害食品豇豆 NY/T 5079—2002 无公害食品豇豆生产技术规程 NY 5082—2002 无公害食品萝卜	NY/T 5083—2002 无公害食品萝卜生产技术规程 NY 5084—2002 无公害食品胡萝卜 NY/T 5085—2002 无公害食品胡萝卜生产技术规程 NY 5086—2002 无公害食品鲜食葡萄 NY 5087—2002 无公害食品鲜食葡萄产地环境条件 NY/T 5088—2002 无公害食品鲜食葡萄生产技术规程 NY 5089—2002 无公害食品菠菜 NY/T 5090—2002 无公害食品菠菜生产技术规程 NY 5091—2002 无公害食品芹菜 NY/T 5092—2002 无公害食品芹菜生产技术规程

续表 7-5

序号	标准	标准
4	NY 5095—2002 无公害食品香菇 NY 5096—2002 无公害食品平菇 NY 5097—2002 无公害食品双孢蘑菇 NY 5099—2002 无公害食品食用菌栽培基质安全技术要求 NY 5100—2002 无公害食品梨 NY 5101—2002 无公害食品梨产地环境条件 NY/T 5102—2002 无公害食品梨生产技术规程 NY 5103—2002 无公害食品草莓 NY 5104—2002 无公害食品草莓产地环境条件 NY/T 5105—2002 无公害食品草莓生产技术规程	NY 5106—2002 无公害食品猕猴桃 NY 5107—2002 无公害食品猕猴桃产地环境条件 NY/T 5108—2002 无公害食品猕猴桃生产技术规程 NY 5109—2002 无公害食品西瓜 NY 5110—2002 无公害食品西瓜产地环境条件 NY/T 5111—2002 无公害食品西瓜生产技术规程 NY 5112—2002 无公害食品桃 NY 5113—2002 无公害食品桃产地环境条件 NY/T 5114—2002 无公害食品桃生产技术规程 NY 5115—2002 无公害食品大米
5	NY 5116—2002 无公害食品水稻产地环境条件 NY/T 5117—2002 无公害食品水稻生产技术规程 NY/T 5190—2002 无公害食品稻米加工技术规范 NY 5142—2002 无公害食品酸牛奶 NY 5143—2002 无公害食品皮蛋 NY 5144—2002 无公害食品咸鸭蛋 NY 5147—2001 无公害食品羊肉 NY 5148—2001 无公害食品肉羊饲养兽药使用准则 NY 5149—2001 无公害食品肉羊饲养兽医防疫准则 NY 5150—2001 无公害食品肉羊饲养饲料使用准则	NY/T 5151—2001 无公害食品肉羊饲养管理准则 DB 3206/T 005—2002 无公害食品青蚕豆生产技术规程 DB 3206/T 006—2002 无公害食品青玉米生产技术规程 DB 3206/T 007—2002 无公害食品青毛豆生产技术规程 DB 3206/T 008—2002 无公害青豌豆生产技术规程 DB 3206/T 009—2002 无公害大叶(耳)菠菜生产技术规程 DB 3206/T 010—2002 无公害油菜薹生产技术规程 DB 3206/T 011—2002 无公害海门山羊育肥羊饲养技术规程 DB 3206/T 012—2002 无公害海门山羊肉加工操作技术规程 DB 3206/T 013—2002 无公害西瓜生产技术规程

续表 7-5

序号	标准	标准
6	DB 3206/T 014—2002 无公害青花菜生产技术规程 DB 3206/T 015—2002 无公害黑皮冬瓜生产技术规程 DB 32/T 623—2003 桑蚕一代杂交种生产技术规程 DB 32/T 628—2003 无公害食品如皋黄鸡肉用鸡生产技术规程 DB 32/T 629—2003 无公害食品如皋黄鸡蛋用鸡生产技术规程 DB 32/T 630—2003 无公害食品如皋黄鸡孵化生产技术规程 DB 3206/T 016—2003 无公害食品马铃薯 DB 3206/T 017—2003 无公害马铃薯生产技术规程 DB 3206/T 018—2003 无公害食品优质弱筋小麦生产技术规程 DB 3206/T 019—2003 稻田养殖无公害中华绒螯蟹生产技术规程	DB 3206/T 020—2003 稻田养殖无公害水稻生产技术规程 DB 3206/T 021—2003 无公害食品肉鸽引种选种配对孵化技术规程 DB 3206/T 022—2003 无公害肉鸽饲养技术规程 DB 3206/T 023—2003 无公害肉鸽疫病防治技术规程 DB 3206/T 024—2003 无公害食品银杏人工授粉技术规程 DB 3206/T 025—2003 无公害黄秋葵生产技术规程 DB 3206/T 026—2003 狼山鸡 DB 3206/T 027—2003 无公害食品蛋用狼山鸡饲养技术规程 DB 3206/T 028—2003 无公害食品肉用狼山鸡饲养技术规程 DB 3206/T 029—2003 无公害食品如草黄鸡
7	DB 3206/T 030—2003 无公害食品肉用通如草黄鸡饲养技术规程 DB 3206/T 031—2003 无公害食品大粒型蚕豆生产技术规程 DB 3206/T 032—2003 无公害食品水芹深水生产技术规程 DB 3206/T 033—2003 无公害食品大方柿生产技术规程 DB 3206/T 034—2003 无公害食品茎用芥菜栽培技术规程 DB 3206/T 035—2003 无公害食品香荷芋生产技术规程	

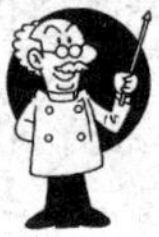

议一议

(1)无公害农产品认证法规——《无公害农产品标志管理办法》的内容有何特点?

(2)无公害农产品的标准包含哪几方面内容？

(3)无公害农产品必须具备的条件有哪些？

(4)申请无公害农产品产地的认定与产品认证一体化的程序？

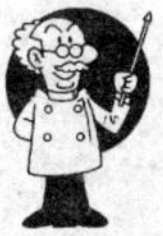

练一练

分组：分为“无公害农产品管理办法”调研小组、“无公害农产品管理标准”调研小组、“无公害农产品认证程序”调研小组、“无公害农产品产地认定程序”调研小组、每组同学利用网络平台、图书馆等渠道收集整理相关的无公害农产品知识，小组学习讨论后制作幻灯片在班级进行小组汇报，便于其他同学进行学习，汇报采用组长负责制，汇报过程中小组成员可以进行补充汇报，汇报完小组回答班级同学的提问。并填写表 7-6。

表 7-6　实施方案

学习小组	组长	小组成员名单	成员分工
“无公害农产品管理办法”研究小组			
“无公害农产品管理标准”研究小组			
“无公害农产品认证程序”研究小组			
“无公害农产品产地认定程序”研究小组			

任务四　无公害农产品认证的申请

任务目标

学习填写《无公害农产品产地认定与产品认证申请书》。

了解无公害农产品认证申请材料清单。

活动 1　学习《无公害农产品产地认定与产品认证申请书》的填写

《无公害农产品产地认定与产品认证申请书》是农业部农产品质量安全中心印制的无公害农产品认证必备的文件。

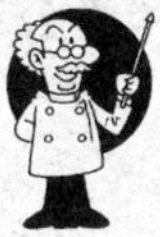

练一练

网上搜索《无公害农产品产地认定与产品认证申请书》，学习其填表说明后进行填写，并在全班汇报学习成果。

活动2　无公害农产品认证所需文件清单

登录农业部网站学习申请无公害农产品认证需要提交的文件清单。

任务五　迎接无公害农产品认证

任务目标

了解迎接无公害农产品认证准备工作。

认证相关材料的准备。

活动1　认证前的准备

企业应提前准备好以下材料:《无公害农产品产地认定与产品认证申请书》申请者资质证明文件 、无公害农产品质量控制措施、无公害农产品生产操作规程、产地环境检验报告、产地环境评价报告、产品检验报告、其他相关材料。

活动2　文件准备

(一)《无公害农产品产地认定与产品认证申请书》

(二)无公害农产品质量控制措施

无公害农产品质量控制措施包括:组织措施、技术措施、投入品管理、产地保护措施、产品检测制度等。

(三)无公害农产品生产操作规程

申报企业应根据种植(养殖)品种、模式选择“无公害养殖技术规范”标准，并根据规范要求编制更加详细的、适合本企业的生产技术操作规程。不应将申请认证产品的“无公害养殖技术规范”标准直接作为本企业的生产技术操作规程。如《黄瓜生产操作规程》，可以从网络下载学习。

活动3　现场准备

(一)制订现场检查方案和通知申请人

根据检查内容制订可操作的《无公害农产品认证现场检查方案》，以《无公害农产品认证现场检查通知单》的形式书面通知申请人，并请申请人予以确认。

(二)实施现场检查

依据现场检查方案和《无公害农产品认证现场检查细则》进行检查。

1. 召开首次会议

检查组与申请人召开首次会议。会议由检查组组长主持，参加人员包括检查组全体人员、申请代表和部门负责人等。内容包括：介绍参会人员，确认检查范围、检查依据、日程安排、检查方法和检查结论的报告方式，宣读保密承诺，确定陪同人员，明确注意事项，说明相关问题，确定末次会议的安排。

2. 进行实地检查

在检查过程中，检查组应按照检查方案进行实地检查。

检查组内部应及时沟通，汇总分析检查中发现的问题，确定不符合项，商定末次会有关事宜。

发现的问题和不合格项，应请申请人或其代表确认并在《无公害农产品认证现场检查工作单》上签字。双方存在异议及其他需协商的事宜，应通过说明和沟通，达成共识。通过说明和沟通仍不能达成共识的，应在《无公害农产品认证现场检查工作单》上如实记载双方的意见。

3. 召开末次会议

现场检查结束前召开末次会议。由检查组组长主持，参会人员应包括检查组全体人员、申请人代表和地方有关方面人员等。内容包括：简述检查的总体情况（目的、依据、范围等），介绍检查过程和发现的主要问题，对产地环境状况和生产过程质量控制情况的有效性评价，宣布检查结论、提出改进或整改意见，申请人代表讲话，宣布末次会议和现场检查结束。

（三）现场检查报告及后续工作

检查组在完成现场检查后10个工作日内，向省级工作机构提交《无公害农产品认证现场检查报告》和《无公害农产品认证现场检查工作单》，省级工作机构根据现场检查结果和检查组意见负责现场检查的后续工作。

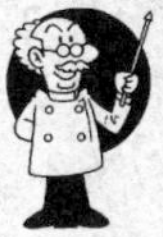

议一议

（1）如何编制无公害农产品的管理文件？

（2）如何迎接无公害农产品认证？

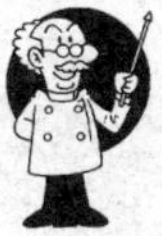

练一练

分组：分别是“无公害农产品管理文件”编写小组、“迎接无公害农产品认证”研究小组，每组同学利用网络平台、图书馆等渠道收集整理相关的无公害农产品知识，小组学习讨论后制作幻灯片在班级进行小组汇报，便于其他同学进行学习，汇报采用组长负责制，汇报过程中小组成员可以进行补充汇报，汇报完小组回答班级同学的提问。并填写表 7-7。

表 7-7　实施方案

学习小组	组长	小组成员名单	成员分工
“无公害农产品管理文件”编写小组			
“迎接无公害农产品认证”研究小组			

项目八 认证 HACCP 体系

项目说明

本项目共完成 4 个任务。任务一使同学们了解 HACCP 体系认证的基本含义，任务二使同学们对于食品行业 HACCP 体系认证有初步的了解，任务三使同学们掌握可能导致食品安全事件的食品危害有哪些，任务四使同学们掌握 HACCP 体系的方法和步骤。

任务一 认识 GMP、SSOP 和 HACCP 的内涵

任务目标

感受食品安全的重要性。

理解 HACCP 体系在保证食品安全方面的重要性。

活动 1 案例分析

北京×××食品有限公司是一家生产酱腌菜的食品生产加工企业，成立于 2002 年，公司自成立以来，产品市场认可度很高，但是公司由于采购、生产、销售等环节把关不严，公司产品在 2004 年和 2005 年北京市抽检连续两年不合格，事件发生后公司高层经过行业分析果断决定采用 HACCP 体系管理公司食品安全，并通过了 HACCP 体系认证，在产品包装上注明“本企业通过了 HACCP 体系认证”字样。自通过认证以来，公司未发生一次国家和北京市监督抽查不合格事件，同时公司产品市场占有率和顾客认可度得到了极大地提高，品牌价值也得到了提升。

活动 2　HACCP 的重要性

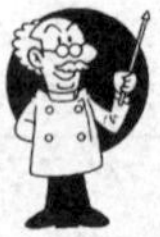

议一议

请结合案例中所列的相关分析主题，分组讨论表 8-1 中的问题。

表 8-1　讨论题目

问题	讨论分析
食品生产企业食品安全的影响环节	
“HACCP”是什么意思	

（一）HACCP 的概念和发展历史

HACCP 是英文“Hazard Analysis Critical Control Point”的缩写，即危害分析与关键控制点。这是一种保证食品安全与卫生的预防性管理体系。

1. HACCP 的基本含义

为了防止食物中毒或其他食源性疾病的发生，应对食品生产加工过程中造成食品污染发生或发展的各种危害因素进行系统和全面的分析；在此分析的基础上，确定能有效地预防、减轻或消除各种危害的“关键控制点”，进而在“关键控制点”对造成食品污染发生或发展的危害因素进行控制，并同时监测控制效果，随时对控制方法进行纠正和补充。

2. HACCP 体系的发展历史

20 世纪 60 年代末，始创于美国宇航食品。

1993 年，EU 委员会发布 HACCP 决议/指令。

1995 年，美国相继颁布 HACCP 法规。

1997 年，FDA 水产品法规生效、CAC 颁布 HACCP 指南。

2000 年，美国禽肉 HACCP 法规生效。

2001 年，颁布饮料 HACCP 法规和零售业指南，美国州际奶制品运输 HACCP 法规。

2005 年 9 月 1 日，ISO 22000 标准出台。

我国是最早进行 HACCP 体系推广的国家之一，截至 2007 年 8 月，我国已有 2 675 家食品生产企业获得了 HACCP 认证。

活动 3　学习 HACCP 的 7 个原理

1. 原理一：进行危害分析和确定预防控制措施

拟定工艺中各工序的流程图，确定与食品生产各阶段（从原料生产到消费）有关的潜在危害及其危害程度，确定显著危害，并对这些危害制订具体有效的控制措施。

2. 原理二：确定关键控制点

即确定能够实施控制且可以通过正确的控制措施达到预防危害、消除危害或将危害降低到可接受水平的 CCP，例如，加热、冷藏、特定的消毒程序等。应该注意的是，虽然对每个显著危害都必须加以控制，但每个引入或产生显著危害的点、步骤或工序未必都是 CCP。CCP 的确定可以借助于 CCP 判断树。

3. 原理三：建立关键限值(CL)

即指出与 CCP 相应的预防措施必须满足的要求，例如温度的高低、时间的长短、pH 的范围及盐浓度等。CL 是确保食品安全的界限，每个 CCP 都必须有一个或多个 CL，一旦操作中偏离了 CL，必须采取相应的纠偏措施才能确保食品的安全性。

4. 原理四：建立监控体系

通过有计划的测试或观察，以确保 CCP 处于被控制状态，其中测试或观察要有记录。监控应尽可能采用连续的理化方法，如无法连续监控，也要求有足够的间隙频率次数来观察测定每一个 CCP 的变化规律，以保证监控的有效性。凡是与 CCP 有关的记录和文件都应该有监控员的签名。

5. 原理五：建立纠偏行动

因为任何 HACCP 方案要完全避免偏差是几乎不可能的。因此，需要预先确定纠偏行为计划。如果监控结果表明加工过程失控，应立即采取适当的纠偏措施，减少或消除失控所导致的潜在危害，使加工过程重新处于控制之中。纠偏措施的功能包括：决定是否销毁失控状态下生产的食品，纠正或消除导致失控的原因，保留纠偏措施的执行记录。

6. 原理六：建立验证程序

验证程序即除监控方法外，用来确定 HACCP 体系是否按 HACCP 计划执行或 HACCP 计划是否需要修改及再确认生效所使用的方法、程序或检测及评审手段。

虽然经过了危害分析，实施了 CCP 的监控、纠偏措施并保持有效的记录，但是并不等于 HACCP 体系的建立和运行能确保食品的安全性，关键在于：①验证各个

CCP 是否都按照 HACCP 计划严格执行,②确认整个 HACCP 计划的全面性和有效性,③验证 HACCP 体系是否处于正常、有效的运行状态。这三项内容构成了 HACCP 的验证程序。验证的方法包括生物学的、物理学的、化学的或感官方法。

7. 原理七:建立有效的记录保存与管理体系

HACCP 具体方案在实施中,都要求做例行的、规定的各种记录,同时还要求建立有关适用于这些原理及应用的所有操作程序和记录的档案制度,包括计划准备、执行、监控、记录及相关信息与数据文件等都要准确和完整地保存。以文件证明 HACCP 体系的有效运行,记录是 HACCP 体系的重要部分。

活动 4 学习 GMP

(一)GMP 的定义

GMP 是英文"Good Manufacturing Practice"的缩写,中文的意思是"良好操作规范"。GMP 要求企业从原料、人员、设施设备、生产过程、包装运输、质量控制等方面按国家有关法规达到卫生质量要求,形成一套可操作的作业规范帮助企业改善企业卫生环境。

(二)我国的 GMP

适用于国内所有食品生产企业的通用卫生规范为 GB 14881—1994《食品企业通用卫生规范》,内容如表 8-2 所示。

表 8-2 《食品企业通用卫生规范》的主要内容

序号	内容	备注
1	主题内容与适应范围	
2	引用标准	
3	原材料采购和运输的卫生要求	
4	工厂设计与设施的卫生要求	
5	工厂的卫生管理	
6	生产过程的卫生要求	
7	卫生和质量检验的管理	
8	成品储存、运输的卫生要求	
9	个人卫生与健康的要求	

另外我国还有 22 个食品加工企业专用 GMP 见表 8-3。

表 8-3　专业卫生规范

序号	专业 GMP 名称	标准号
1	罐头厂卫生规范	GB 8950—1988
2	白酒厂卫生规范	GB 8951—1988
3	啤酒厂卫生规范	GB 8952—1988
4	酱油厂卫生规范	GB 8953—1988
5	食醋厂卫生规范	GB 8954—1988
6	食用植物油厂卫生规范	GB 8955—1988
7	蜜饯厂卫生规范	GB 8956—2003
8	糕点厂卫生规范	GB 8957—1988
9	乳制品企业良好生产规范	GB 12693—2010
10	肉类加工厂卫生规范	GB 12694—1990
11	饮料企业卫生规范	GB 12695—2003
12	葡萄酒厂卫生规范	GB 12696—1990
13	果酒厂卫生规范	GB 12697—1990
14	黄酒厂卫生规范	GB 12698—1990
15	面粉厂卫生规范	GB 13122—1991
16	饮用矿泉水厂卫生规范	GB 16330—1996
17	巧克力厂卫生规范	GB 17403—1998
18	膨化食品厂卫生规范	GB 17404—1998
19	保健食品厂卫生规范	GB 17405—1998
20	熟肉制品企业生产卫生规范	GB 19303—2003
21	定型包装饮用水企业生产卫生规范	GB 19304—2003
22	婴幼儿配方奶粉企业良好生产规范	GB/T 23790—2009

活动 5　学习 SSOP

(一)SSOP 的定义

SSOP 是英文“Sanitation Standard Operating Procedure”的缩写，中文意思为“卫生标准操作程序”。SSOP 是为了确保加工过程中消除不良的人为因素，使其所加工的食品符合卫生要求而制定的一个指导食品生产加工过程中如何实施清洗、消毒和保持卫生的指导性文件，是食品生产和加工企业建立和实施 HACCP 体系的重要前提条件。

(二)SSOP 的内容

1. 水(冰)的安全

生产用水(冰)的卫生质量是影响食品卫生的关键因素。生产加工用水要符合

《生活饮用水卫生标准》(GB 5749—2006),防止饮用水与污水交叉污染的预防。

企业监测项目与方法有:余氯－试纸、比色法、化学滴定法;pH 值－试纸、比色法、化学滴定法;微生物－细菌总数(GB 5750—1985)、大肠菌群(GB 5750—1985)、粪大肠菌群。

企业监测频率:企业对水余氯监测每天一次,一年对所有水龙头都监测到;企业对水的微生物监测至少每月一次;当地卫生部门对城市公用水全项目监测每年至少一次,并有报告正本;对自备水源监测频率要增加,一年至少两次。

2.与食品接触的表面(包括设备、手套、工作服)的清洁度

食品接触面是指接触各类食品的表面以及在正常加工过程中会将水滴溅在食品或食品接触表面上的那些表面。与食品直接接触的表面通常是加工设备(制冰机、传送带、饮料管道、储水池等)、器具、操作台、包装材料内表面、加工人员的手、工作服、手套等。间接接触的表面包括车间墙壁、顶棚、照明、通风排气等设施,未经清洁消毒的冷库,车间和卫生间的门把手,操作设备的按钮,车间内电灯开关垃圾箱、外包装等。

食品接触表面一般要求用无毒、浅色、不吸水、不渗水、不生锈、不吸尘、抗腐蚀、耐磨、不与清洁和消毒的化学品产生反应的材料制成。

(1)食品接触表面的清洗、消毒。

①加工设备与工器具的清洗消毒。首先彻底清洗,再消毒(82℃热水、碱性清洁剂、含氯碱、酸、酶、消毒剂、余氯浓度 200 mol/L、紫外线、臭氧),再冲洗,设有隔离的工器具洗涤消毒间(不同清洁度工器具分开)。

②员工的手、工作服、手套清洗消毒。员工手部的清洗消毒在进入车间前进行。员工手套在每班结束生产或是中间休息时要更换,手套材料应不易破损和脱落,不得采用线手套。工作服和手套集中由洗衣房清洗消毒(专用洗衣房,设施与生产能力相适应),不同清洁区域的工作服分别清洗消毒。存放工作服的房间设有臭氧、紫外线等设备,且干净、干燥和清洁。

③空气消毒。紫外线照射法:每 10～15 m^2 安装一支 30 W 的紫外线灯,消毒时间不少于 30 min,低于 20℃、高于 40℃或湿度大于 60%的车间,紫外线杀菌时间要延长。适用于更衣室、厕所等。

臭氧消毒法:加工车间一般臭氧消毒 1 h。适用于加工车间、更衣室等。

药物熏蒸法:用过氧乙酸、甲醛等对冷库和保温车进行消毒,每平方米 10 mL。

(2)食品接触表面卫生情况的监控。监控方法分为:感官检查、化学检测(消毒剂浓度)、表面微生物检查(细菌总数、沙门氏菌和金黄色葡萄球菌)。经过清洁消毒的设备和工器具食品接触表面细菌总数应低于 100 个/cm^2 为宜,沙门氏菌及金

黄色葡萄球菌等致病菌不得检出。对车间空气的洁净程度，可通过空气暴露法进行检验。采用普通肉琼脂，直径为9 cm的平板在空气中暴露5 min后，经37℃培养的方法进行检测。平板菌数为30个以下的，空气为清洁，评价为安全；当达到50～70个，空气为低等清洁。

3. 防止发生交叉污染

交叉污染是通过生的食品、食品加工者或食品加工环境把生物或化学的污染物转移到食品的过程。

(1)造成交叉污染的来源。工厂选址或生产车间的选址和设计不合理，清洁消毒不符合要求，加工人员个人卫生不良，生产中卫生操作不规范，生、熟产品未分开或原料和成品未隔离等。

(2)交叉污染的监控。在开工时、交班时、餐后续加工时消毒后进入生产车间，生产时连续监控，产品储存区域(如冷库)每日检查。

4. 手的清洗和消毒、厕所设备的维护与卫生保持

(1)洗手消毒的设施和方法。洗手消毒设施包括非手动开关的水龙头、冷热水、皂液器、消毒槽、干手设备、流动消毒车等。应安放于车间入口、卫生间、车间内，并应设在方便使用的地方，并有醒目标志。

洗手龙头必须是非手动开关，以膝动式、感应式或脚踏式为好。洗手处有皂液盒。在冬季应有热水供应，水温适宜(43℃左右)，洗手消毒效果好。车间内适当的位置应设足够数量的洗手消毒设施，以便于员工在操作过程中定时洗手、消毒，或在弄脏手后能及时洗手，最好常年有流动的消毒车。

良好的进车间洗手程序：工人穿工作服→穿工作鞋→清水洗手→用皂液或无菌皂洗手→清水冲净皂液→于50 mol/L次氯酸钠溶液中浸泡30 s→清水冲洗→干手(干手器或一次性纸巾或毛巾)→75%食用酒精喷手。工人进入车间流程如图8-1所示。

(2)卫生间设施。卫生间与车间建筑连为一体，应设在卫生设施区域内并尽可能离开作业区，应处在通风良好、地面干燥、光照充足、距离生产车间不太远的位置。卫生间的门、窗不能直接开向加工作业区。卫生间配有冲水、消毒设施，尽量避免使用大通道冲水式卫生间，应采用蹲便器或坐便器。厕所应设有更衣、换鞋设施(数量以15～20人设1个为宜)，手纸和废纸篓、洗手设施、烘手设备等。还应有专人经常地打扫并随时进行消毒，卫生状况保持良好，不造成污染。

良好的入厕程序：脱工作服→脱工作鞋→入厕→冲厕→用皂液或无菌皂洗手→清水冲净皂液→干手→消毒→穿工作服→穿工作鞋→洗手消毒→进入工作区域。

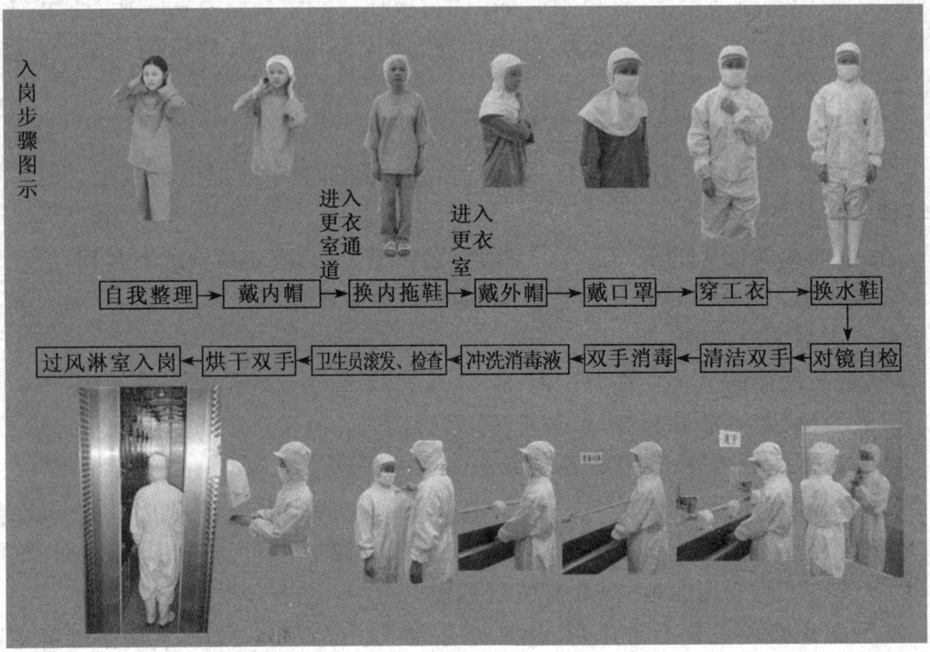

图 8-1 进入车间流程

5. 防止食品被污染物污染

(1)污染物来源。在食品加工过程中,食品、食品包装材料和食品所有接触表面易被微生物、化学品及物理的污染物污染,被称为外部污染。

(2)监控。

①监控对象:任何可能污染食品或食品接触面的掺杂物,如潜在的有毒化合物、不卫生的水(包括不流动的水)和不卫生的表面所形成的冷凝物。

②监控频率:建议在生产开始时及工作时间每 4 h 检查 1 次。

6. 有毒化学物质的标记、储存和使用

食品加工厂有可能使用的化学物质包括洗涤剂、消毒剂、次氯酸钠、杀虫剂、润滑剂、食品添加剂和亚硝酸钠、磷酸盐等。它们是进行正常生产所必需的,在操作过程中必须正确标识、保存和按照产品说明和相关规定正确使用。

7. 雇员的健康与卫生控制

(1)雇员的健康与卫生习惯管理要求。食品企业的生产人员(包括检验人员)是直接接触食品的人,其身体健康及卫生状况直接影响食品卫生质量。根据《食品安全法》规定，凡从事食品生产的人员必须经过体检合格，获得健康证者方能上岗。

(2)监控 。目的是控制可能导致食品、食品包装材料和食品接触面的微生物污染。应每年进行一次健康检查，车间负责人每天对员工的身体健康状况都要进行了解。

8. 虫害的防治

(1)虫害的种类。害虫主要是指苍蝇、老鼠、蟑螂等。苍蝇和蟑螂可以传播沙门氏菌、葡萄球菌、产气荚膜梭菌、肉毒梭菌、志贺氏菌、链球菌及其他病菌；啮齿类动物是沙门氏菌的宿主；鸟类携带有大量的病菌，如沙门氏菌和李斯特菌。通过虫害传播食源性疾病的数量是巨大的，虫害、鼠害的灭除对食品加工厂而言是非常重要的，若食品加工环境中有虫害会影响食品的安全卫生，会导致疾病传染给消费者。

每个食品企业都应制订可行的全厂范围内的有害动物的扑灭及控制计划。重点放在厕所、食品下脚料出口、垃圾箱周围、原辅料与成品仓库周围、食堂周围。

(2)防治方法：包括清除虫害滋生地，清洁周边环境，预防进入车间，采用风幕、水幕、纱窗、黄色门帘、暗道、挡鼠板、翻水弯等，采用杀虫剂灭虫，车间入口用灭蝇灯，采用粘鼠胶、鼠笼等器具灭鼠，不能用灭鼠药。

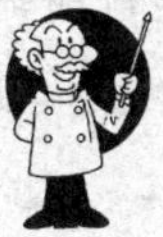

练一练

(1)进入车间的程序。

(2)进入车间洗手消毒操作。

任务二　认识食品安全危害

任务目标

理解食品安全危害的定义。

掌握食品安全危害的种类和控制手段。

活动 1　案例

(一)案例 8-1

2008 年 6 月 28 日，位于兰州市的解放军第一医院收治了首例患“肾结石”病症的婴幼儿，据家长们反映，孩子从出生起就一直食用河北省石家庄三鹿集团所产的三鹿婴幼儿奶粉。7月中旬，甘肃省卫生厅接到医院婴儿泌尿结石病例报告后，随即展开了调查，并报告卫生部。随后短短2个多月，该医院收治的患婴人数就迅速扩大到14名。

此后，全国陆续报道因食用三鹿乳制品而发生负反应的病例一度达几百例，事态之严重，令人震慑！2008年9月13日，党中央、国务院对严肃处理三鹿牌婴幼儿奶粉事件作出部署，立即启动国家重大食品安全事故一级响应，并成立应急处置领导小组。2008年9月15日，甘肃省政府新闻办召开了新闻发布会称，甘谷、临洮两名婴幼儿死亡，确认与三鹿奶粉有关。

随着问题奶粉事件的调查不断深入得出结论为奶粉中含有三聚氰胺。三聚氰胺是一种低毒性化工产品，婴幼儿大量摄入可引起泌尿系统疾患，如肾结石，严重者死亡。

卫生部透露，9月12日至17日8时，全国各地报告临床诊断患儿6 244名。

(二)案例8-2

2009年4月28日6时许，在长春市凯旋路果品公司招待所食堂发生一起集体食物中毒事件。在这个没有营业执照的招待所食堂用餐的62名顾客，食用米粥、馅饼等食物后，多人出现了恶心、呕吐、头晕等症状，经宽城区卫生监督所调查，25人被确定为亚硝酸盐中毒。(案例来源：辽宁省疾病预防控制中心)

(三)案例8-3

某消费者食用某品牌蛋糕时，被蛋糕中的一粒石子崩掉了半颗牙齿。

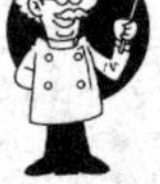

议一议

请结合案例8-1、案例8-2、案例8-3回答表8-4中的问题。

表8-4　案例讨论表

问题	讨论分析
3个案例造成食品安全事故的原因是什么	
应该如何控制	

活动2　食品安全危害的定义

(一)食品安全危害

WHO在1996年发表的《加强国家级食品安全计划指南》中的对食品安全性、

食品卫生和食品安全危害的定义如下。

(1)食品安全性:对食品按其原定用途进行制作和/或食用时不会使消费者受害的一种保证。

(2)食品卫生:为确保食品安全性和适合性在食物链的所有阶段必须采取的一切条件和措施。

(3)食品安全危害(ISO 22000):食品中所含有的对健康有潜在不良影响的生物、化学或物理的因素或食品存在状况。

(二)食品安全危害分类

(1)按照来源分。一是食品本身含有有毒有害物质,如河豚含有剧毒的河豚毒素;鳍科鱼分解产生组胺等。二是食品在生产、运输、储存、销售过程中受到外界有毒有害物质的污染,这是最常见的食品危害。如种植和养殖过程中的污染:滥用农药、催熟剂、饲料添加剂等。不适当的添加香味剂、防腐剂、保鲜剂、发色剂、护色剂等,造成对食品的污染。

(2)按性质分。分为生物性食品安全危害、化学性食品安全危害和物理性食品安全危害。

①生物性食品安全危害:致病菌、病毒和寄生虫等。

②化学性食品安全危害:亚硝酸盐、农药、兽药等。

③物理性食品安全危害:玻璃、石子、碎铁屑等。

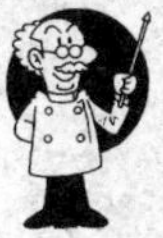

练一练

(1)按照来源不同食品安全危害分为(　　　)和(　　　)。

(2)按照性质不同食品安全危害分为(　　　)、(　　　)和(　　　)。

(3)食品安全危害的定义。

活动 3　食品安全危害的控制手段

想一想

以下为食品安全危害的控制手段(表 8-5)。

表 8-5　食品安全危害控制手段研究

问题	控制手段
酱腌菜中的亚硝酸盐	
乳品中的三聚氰胺	
面粉中的碎铁屑	

生物危害的控制手段：控制食品中微生物生长的温度、湿度、pH 值、环境气体、杀菌等。

化学危害的控制手段：控制添加剂添加量、索要供方关于农药、兽药等的检测报告等。

物理危害的控制手段：磁铁吸附、筛分、挑选等。

任务三　学习 CAC 应用 HACCP 原理的 12 个步骤

任务目标

掌握 CAC、CCP、CL 等的中文含义。

能够运用 HACCP 体系的 12 个步骤针对某一食品企业建立 HACCP 体系。

活动 1　学习国际食品法典委员会(CAC)颁布的 CAC/RCP1-1969，Rev. 4-2003《食品卫生通则》及附录《HACCP 体系及其应用准则》

(一)食品企业实施 HACCP 体系的 12 个步骤

CAC 提出的应用 HACCP 原理的 12 个步骤见表 8-6。

表 8-6　应用 HACCP 原理的 12 个步骤

序号	步骤	对应 HACCP 原理
1	组建 HACCP 小组	
2	产品描述	
3	确定预期用途	
4	建立生产工艺流程图及工厂人流物流示意图	
5	现场验证生产工艺流程图及工厂人流物流示意图	
6	危害分析及危害程度评估	原理一

续表 8-6

序号	步骤	对应 HACCP 原理
7	运用 CCP 判断树确定 CCP	原理二
8	建立关键限值(CL)	原理三
9	建立监控程序	原理四
10	建立纠偏措施	原理五
11	建立验证程序	原理六
12	建立记录保持文件程序	原理七

1. 步骤一：组建 HACCP 小组

HACCP 小组是企业食品安全管理的职能部门。HACCP 小组的职责是：制订 HACCP 计划，修改、验证 HACCP 计划，监督实施 HACCP 计划，书写 SSOP，对全体人员进行培训等。因此，HACCP 小组所需要的知识包括：内部知识，如原料质量保证、生产与工艺研究、运输控制、原料采购；外部知识，如微生物专家、毒理学家、统计过程控制、HACCP 专家。为了保证 HACCP 小组能够真正发挥职能，必须由企业不同部门的专家组成。必要时可以外聘专家。

2. 步骤二：产品描述

对产品(包括原料与半成品)及其特性、规格与安全性等进行全面描述，具体参考以下方面。

(1)原辅料(商品名称、学名和特点)。

(2)成分(如蛋白质、氨基酸、可溶性固形物等)。

(3)理化性质(包括水分活度、pH、硬度、流变性等)。

(4)加工方式(如产品加热及冷冻、干燥、盐渍、杀菌程度等)。

(5)包装系统(密封、真空、气调、标签说明等)。

(6)储运(冻藏、冷藏、常温储藏等)和销售条件(如干湿与温度要求等)。

(7)所要求的储存期限(保质期、保存期、货架期)。

3. 步骤三：确定预期用途及消费对象

确定产品的预期用途和食品的消费对象。HACCP 小组应详细说明产品的销售地点、目标群体，因为不同的预期用途和消费对象，食品安全危害发生的可能性和严重性不同。尤其要关注 5 种敏感或易受伤害的人群：老人、婴儿、孕妇、病人及免疫缺陷者。

4. 步骤四：建立生产工艺流程图及工厂人流物流示意图

生产工艺流程图是一张按序描述整个生产过程的流程图，它描述了从原料到终产品整个过程的详细情况。生产流程图应包括下列几项内容：所有原料、产品包装的详细资料，包括配方的组成、必需的储存条件及微生物、化学和物理数据，返工或再循环产品的详细情况。

5. 步骤五：现场验证生产工艺流程图及工厂人流物流示意图

流程图的精确性影响到危害分析结果的准确性，因此，生产流程图绘制完毕后，必须由 HACCP 小组亲自到现场进行验证。

6. 步骤六：危害分析及危害程度评估

HACCP 小组应根据 HACCP 原理的要求，对加工过程中每一步骤（从流程图开始）进行危害分析，确定危害的种类，找出危害的来源，建立预防措施。详见危害分析单（表 8-13）。

7. 步骤七：运用 CCP 判断树确定 CCP（原理二）

CCP 判断树是进行 CCP 判断的工具，CCP 判断树如图 8-2 所示。

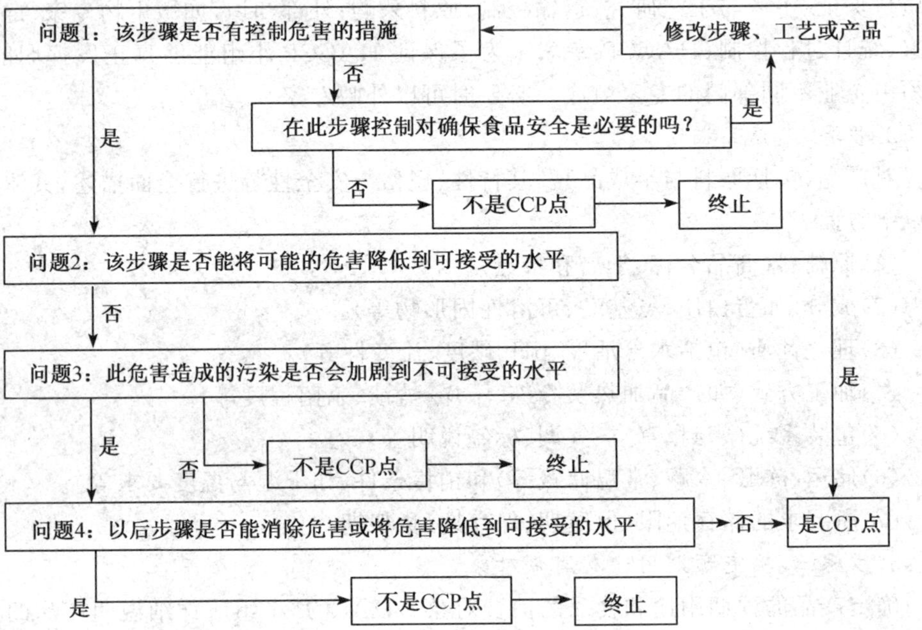

图 8-2　CCP 判断树

8. 步骤八：建立关键限值（CL）（区分食品是否安全的分界点）

针对 CCP 中每一个危害建立一个 CL 后，以确保危害受控。

关键限值的确定可参考有关法规、标准、文献、专家建议、实验结果及数学模型。

关键限值的确定或选择的原则：可控制且直观、快速、准确、方便和可连续监测。

关键限值可以是化学指标如 pH、物理指标如温度和时间但不宜采用微生物指标。

9. 步骤九：建立监控程序

针对每一个 CCP 建立监控程序。包括以下 4 项内容。

(1)监控对象：如时间、温度等。

(2)监控方法：一种方法为在线检测系统，即在加工过程中测量各临界因素；另一种为终端检测系统，即不在生产过程中，而是在其他地方抽样测定各临界因素。

(3)监控频率：即多久监控一次指标。

(4)监控人员：CCP 的人员，如流水线上的人员、设备操作者、监督员、维修人员、质量保证人员。

10. 步骤十：建立纠偏措施

当监控结果表明某一 CCP 发生偏离关键限值时，必须立即采取纠偏措施。纠偏措施是保证 CCP 不失控的活动。

11. 步骤十一：建立验证程序

验证的内容如图 8-3 所示。

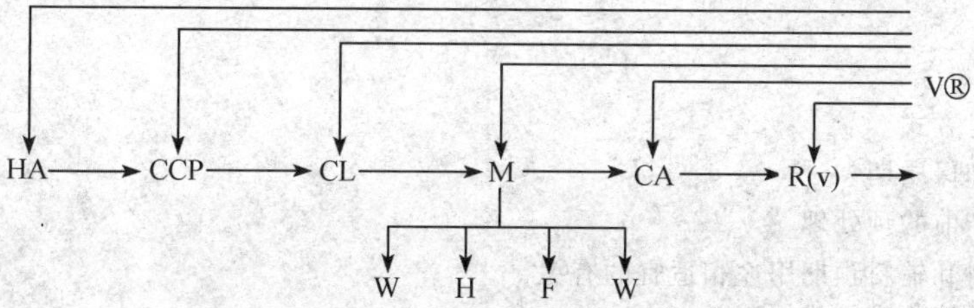

图 8-3　验证在 HACCP 7 个原理中的地位

验证的目的是确保以上各个步骤达到预期的目标。

验证的方法很多，如检查记录、内审、外审、对最终产品进行检测等等。

12. 步骤十二：建立记录保持文件程序

需要建立的记录包括：HACCP 小组成员能力证明记录，产品描述及预期用途识别，工艺流程图，危害分析单，HACCP 计划表等。

活动 2　实践 HACCP12 个步骤

请填写表 8-7 至表 8-14。

表 8-7 食品安全小组成员资料

食品安全小组成员	学历	部门	职责

表 8-8 肉制品企业食品安全现状调研

调研项目	调研结果
企业部门职责	
企业现行管理文件	
企业现行标准	
企业现行记录	
企业近三年来食品安全状况	

表 8-9 原料、辅料和与产品接触的材料描述

描述项目	原料	辅料
化学、生物和物理特性		
配制辅料的组成,包括添加剂和加工助剂		
产地		
生产方法		
包装和交付方式		
储存条件和保质期		
使用或生产前的预处理		
与采购材料和辅料预期用途相适宜的有关食品安全的接收准则或规范		

表 8-10 终产品特性描述

描述项目	终产品
产品名称或类似标识	
成分	
与食品安全有关的化学、生物和物理特性	
预期的保质期和储存条件	
包装	
与食品安全有关的标识,和(或)处理、制备及使用的说明书	
分销方式	

表 8-11 产品预期用途

终产品	预期用途
产品 1	

表 8-12 绘制肉制品生产工艺流程图

肉制品	工艺流程图	验证的工艺流程图	过程步骤描述
产品 1			

表 8-13 危害分析单

企业名称:____________ 产品名称:____________

企业地址:____________ 储藏和销售方法:____________

预期用途和消费者:____________________

加工工序	可能存在的潜在危害	潜在危害是否显著	危害显著的理由	控制危害的措施	是否为 CCP

表 8-14 HACCP 计划表

企业名称:____________ 产品名称:____________

企业地址:____________ 储藏和销售方法:____________

预期用途和消费者:____________________

关键控制点(CCP)	显著危害	关键限值(CL)	监控				纠偏措施	记录	验证
			什么	方法	频率	人员			

案例

以鱼馅油炸关键控制点为例,其目的是用油炸来消除致病菌又能保证良好的色香味,其关键限值可以有 3 种方案。

(1)无致病菌检出。

(2)最低中心温度 66℃,最少时间 1 min。

(3)最低油温 177℃,最大饼厚 0.6 cm,最少时间 1 min。

请选出最佳的关键限值方案。

任务四　HACCP 认证的基本程序

任务目标

掌握 HACCP 认证的基本流程。

掌握 HACCP 认证的主要内容。

活动 1　认识《HACCP 体系认证申请书》

管理体系认证申请书

编号:____________

一、申请组织

组织名称:______________________________________

组织通讯地址:____________省____________市____________邮编:____________

指定联系人:____________职务:____________电话:____________传真:____________

二、认证申请

1. 申请认证类型(选项:请在所选择项目前用"×"表示)

□首次申请认证 □认证注册期满申请再认证 □其他

2. 申请认证的管理体系标准

□ GB/T 19001－2008/ISO 9001:2008

□ GB/T 24001－2004 idt ISO 14001:2004

□ GB/T 28001－2001

□ GB/T 22000－2006 idt ISO 22000:2005

及专项技术要求:____________________________

□其他认证/替代标准,请详细注明____________________________

□其他认证/替代标准,请详细注明____________________________

3. 申请认证的管理体系所覆盖的范围:(产品、过程和/或服务)(各管理体系的覆盖范围不同时，应分别描述。食品安全管理体系产品名称确认到产品品种）________________________________

4. 管理体系删减情况说明（请说明删减的内容和理由/适用于质量管理体系）__________

5. 有无外包过程 □ 无__________ □ 有__________

6. 管理体系具体费用：（费用合计应与合同中第三条中第一款相同）□美元 □人民币

1）获取证书的基本费用：

	QMS	EMS	OHSMS	FSMS
①申请费	______元	______元	______元	______元
②审定与注册费	______元	______元	______元	______元
③年金（含标志使用费）	______元	______元	______元	______元
④初次审核费	______元	______元	______元	______元

2）证书副本/子证书费用：

⑤英文副本/子证书 ______张 ______元 ______元 ______元 ______元

⑥中文副本/子证书 ______张 ______元 ______元 ______元 ______元

⑦___文副本/子证书 ______张 ______元 ______元 ______元 ______元

甲方在领取证书前应交费用（①②③④⑤⑥⑦）合计：______元

3）保持证书费用：

	QMS	EMS	OHSMS	FSMS
⑧年金（含标志使用费）	______元	______元	______元	______元
⑨监督审核费	______元	______元	______元	______元

甲方每年应交费用（⑧⑨）合计：¥______元

三、申请认证组织的基本情况

1. 甲方管理体系覆盖的总人数（包括以下人员）*：______________

1）施工组织：长期员工人数__________临时人员和分包员工人数（按对应场

所申报，如《临时场所清单》)__________

2)有倒班生产组织：倒班情况__________倒班人数__________非倒班人数__________

3)季节性生产组织：高峰月份/人数__________常规人数__________

2.甲方管理体系涉及的场所＊：

主机构地址：__________省__________市__________

管理体系覆盖的分支机构有__________个，地点分别位于：(也可见附件)

分支机构1名称__________地址__________长期员工人数__________

主要活动__________是否要子证书__________

分支机构2名称__________地址__________长期员工人数__________

主要活动__________是否要子证书__________

分支机构3名称__________地址__________长期员工人数__________

主要活动__________是否要子证书__________

分支机构4名称__________地址__________长期员工人数__________

主要活动__________是否要子证书__________

管理体系覆盖的部门/现场不在同一市/县的有__________处，地点分别位于：** / *** / ****

部门/现场名称__________地址__________长期员工人数__________

主要活动__________

部门/现场名称__________地址__________长期员工人数__________

主要活动__________

部门/现场名称__________地址__________长期员工人数__________

主要活动__________

部门/现场名称__________地址__________长期员工人数__________

主要活动__________

3.再认证企业请填写

体系文件是否发生变化 □是 □否 若变化需在现场审核前提供

组织机构是否发生变化 □是 □否

组织人数是否发生变化 □是 □否 在审核前提供《临时场所清单》

4. 组织聘请的咨询机构名称和咨询人员名单(如发生)

咨询机构名称：__________

咨询人员姓名：__________

5. 有无特殊危险区域或限制要求：__________

6. 组织申请认证管理体系开始实施的时间：____________

7. 组织申请认证管理体系运行状况（包括内审、管理评审进行的时间）：____________

8. 组织电子化管理及信息安全要求

电子化管理指体系管理使用电视电话会议、网络会议、网络交流、远程电子方式获得管理文档和/或管理过程等。

体系管理电子化情况　　□是　　□否

电子化管理的信息安全要求：____________

四、申请认证组织应提供的资料（复印件）

1. 法律地位证明文件（如企业法人营业执照、事业单位法人代码证书、社团法人登记证、组织机构代码证等）（适用于任何体系）*

2. 有效的资质证明、产品生产许可证强制性产品认证证书等（需要时）（适用于任何体系）*

3. 企业简介（产品及与产品/服务有关的技术标准、强制性标准、使用设备、人员情况等）（适用于任何体系）

4. 施工组织需提供在建项目、工艺流程图（必要时）（适用于任何体系）*

5. 最近一年内国家、行业产品监督抽查情况（如发生）（适用于任何体系）

6. 管理手册、程序文件（适用于任何体系）

7. 组织机构图　* / ** / ***

8. 厂区平面图（包括：污染物排放点分布图）、排污许可证（若有）、环评报告或污染物检测报告、环保守法证明或自我声明、重大环境因素清单　**

9. 安全守法证明或自我声明、重大危险源清单 ***

10. 产品符合卫生安全要求的相关证据和自我声明 ****

11. 法律法规清单 ** / *** / ****

12. 产品描述（包括原料、物理特性、化学特性、生物特性、储存、销售等）、周边环境描述（水源等情况）、国家及行业适用的法律、法规和强制性标准（名称、编号、发布版本/时间）、上一年度年产量、年产值、年出口量、年出口额 ****

13. 生产、加工设备清单和检验设备清单 ****

14. 关于认证活动的限制条件

五、申请人声明

□同意/□不同意　遵守认证要求，提供评审所需要的信息。

组织希望现场认证审核日期：________年________月________日

申请组织代表(签字)：________ 职务：________

申请组织(盖章)：________ ________年________月________日

注：* 请申请方如实填报管理体系覆盖的组织机构、人数、多场所数量等信息。

** 适用于申请环境管理体系组织须提交资料。

*** 适用于申请职业健康安全管理体系组织须提交资料。

**** 适用于申请食品安全管理体系组织须提交资料。

其他特殊项目须提交的资料，以签订合同时乙方提供的附件内容为准。

活动 2 讨论《HACCP 体系认证申请书》

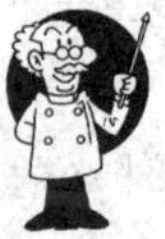

议一议

讨论《HACCP 体系认证申请书》的有关内容并填表 8-15。

表 8-15 《HACCP 体系认证申请书》讨论表

讨论项目	讨论结果
申请组织基本情况必须填写什么内容	
第一次做认证应该选择什么认证	
国家如何限定管理体系认证费用	
申请认证组织应提供哪些资料	

活动 3 HACCP 认证的申报材料

申请 HACCP 认证的食品生产企业应该认真填写《体系认证申请书》，同时向申请认证的机构提供以下申报材料，并对其真实性负责。

(1)法律地位证明文件(如企业法人营业执照、事业单位法人代码证书、社团法人登记证、组织机构代码证等)(适用于任何体系)*。

(2)有效的资质证明、产品生产许可证、强制性产品认证证书等(需要时)(适用于任何体系)*。

(3)企业简介(产品及与产品/服务有关的技术标准、强制性标准、使用设备、人员情况等)(适用于任何体系)。

(4)最近一年内国家、行业产品监督抽查情况(如发生)(适用于任何体系)。

(5)管理手册、程序文件(适用于任何体系)。

(6)组织机构图 。

(7)厂区平面图、车间平面图、人流图、物流图、灭鼠分布图。

(8)产品描述(包括原料、物理特性、化学特性、生物特性、储存、销售等)、周边环境描述(水源等情况)、国家及行业适用的法律、法规和强制性标准(名称、编号、发布版本/时间)、上一年度年产量、年产值、年出口量、年出口额 **** 。

(9)生产、加工设备清单和检验设备清单 **** 。

活动 4 编写 HACCP 认证的申报材料

(一)食品生产企业认证材料

企业准备认证材料有两种途径:一是聘请咨询公司针对本企业的实际编写申报材料;二是从本公司提拔人才经过培训结合公司实际编写申报材料。

(二)编写注意事项

(1)管理手册、程序文件必须体现公司的实际情况。

(2)公司组织机构架构必须有利于食品安全管理工作的开展。

(3)厂区平面图、车间平面图、人流图、物流图、灭鼠分布图的绘制必须深入企业车间、库房等一线,忌讳闭门造车。

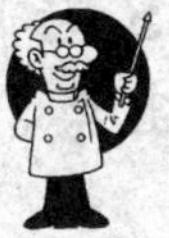

练一练

绘制一份您参观过食品生产企业的厂区平面图、车间平面图、人流图、物流图、灭鼠分布图。

活动 5 HACCP 认证的现场审核

(1)HACCP 小组组长必须在现场。

(2)现场审核时企业必须有正常生产活动的现场。

(3)食品企业必须为每一个审核小组配备一名陪同。

项目九　认证 ISO 22000 食品安全管理体系

项目说明

本项目共完成 4 个任务。任务一使同学们掌握《食品安全管理体系认证实施规则》的相关规定，任务二使同学们了解食品安全管理体系的策划方法，任务三使同学们了解食品安全管理体系试运行程序，任务四使同学们掌握 HACCP 体系管理食品安全的方法和步骤，任务五使同学们掌握食品安全管理体系内审和管理评审；任务六使同学们掌握迎接食品安全管理体系认证方法。

任务一　学习国家认监委公告(2010 年第 5 号)——CNCA-N-007:2010《食品安全管理体系认证实施规则》及相关认证标准

任务目标

掌握 CNCA-N-007:2010《食品安全管理体系认证实施规则》和要求。

掌握标准 GB/T 22000-2006idt ISO 22000:2005《食品安全管理体系 食品链中各类组织的要求》。

掌握 ISO 22000 食品安全管理体系认证的依据文件。

活动 1　学习国家认监委公告(2010 年第 5 号)——CNCA-N-007:2010《食品安全管理体系认证实施规则》

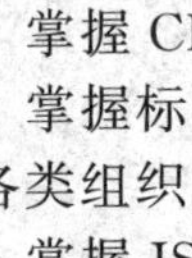

练一练

国家认证认可监督管理委员会(简称认监委)公告(2010 年第 5 号)关于修订

《食品安全管理体系认证实施规则》中公布的《食品安全管理体系认证实施规则(CNCA-N-007:2010)》,该规则 2010 年 1 月 26 日公告,2010 年 3 月 1 日正式实施。该规则共分(　　　　)章,其中对于认证依据提出(　　　　)的要求。

活动 2　《食品安全管理体系认证实施规则(CNCA-N-007:2010)》的主要内容

《食品安全管理体系认证实施规则(CNCA-N-007:2010)》的主要内容如表 9-1 所示。

表 9-1　《食品安全管理体系认证实施规则》的主要内容

序号	目录	主要内容
1	目的、范围	1. 规则制定的目的 2. 规则适用的范围
2	认证机构要求	对认证机构技术和资质提出要求
3	认证人员要求	1. 对参加认证活动的人员提出了要求 2. 对食品审核员提出了要求
4	认证依据	认证依据由基本认证依据和专项技术要求组成。 1. GB/T 22000《食品安全管理体系 食品链中各类组织的要求》 2. 专项技术规范
5	认证程序	认证的流程
6	认证证书	1. 认证证书的有效期 2. 认证证书的管理
7	信息报告	认证机构信息通报的要求
8	认证收费	认证收费的标准

想一想

(1)进行 ISO 22000 认证的依据有(　　　　)和(　　　　)。

(2)认证程序包括(　　　　)、(　　　　)、(　　　　)、(　　　　)、(　　　　)、(　　　　)和(　　　　)7 个。

(3)认证证书的有效期为(　　　　)年。

(4)申请人申请 ISO 22000 食品安全管理体系认证必须具备的条件有哪些?

活动 3 GB/T 22000—2006《食品安全管理体系——食品链中各类组织的要求》的主要内容

GB/T 22000—2006《食品安全管理体系——食品链中各类组织的要求》从食品链食品安全管理出发,从软件管理和硬件管理提出了要求,主要内容如表 9-2 所示。

表 9-2 GB/T 22000—2006《食品安全管理体系——食品链中各类组织的要求》的主要内容

章节	主要内容
0 引言	1. 讲述了食品安全的影响因素 2. 食品链中组织范围 3. 食品安全管理的关键要素 4. 食品链沟通方式 5. 本标准的具体应用方法 6. 本标准的目的
1 范围	讲述什么样的组织适合采用本标准
2 规范性引用文件	引用的标准
3 术语和定义	讲述了食品安全管理的 17 个术语
4 食品安全管理体系	1. 讲述了按照本标准建立的食品安全管理体系应该达到的要求 2. 讲述了食品安全管理体系建立的方法 3. 体系文件的要求
5 管理职责	讲述了最高管理者在食品安全管理体系中作为的要求
6 资源管理	讲述了食品安全管理资源的要求及管理方法
7 安全产品的策划和实现	讲述了以危害分析为核心的安全产品策划和实现的要求
8 食品安全管理体系的确认验证和改进	讲述了食品安全管理体系监督和改进的完善方法

活动 4 学习食品安全管理体系认证专项技术规范

食品安全管理体系认证是认证依据,必须包含专项技术规范,如表 9-3 所示。

专项技术规范对不同食品行业提出了具体的食品安全管理体系的要求,对于促进不同食品行业食品安全管理将起到不可忽视的作用。

活动 5 食品企业进行食品安全管理体系认证的重要性

食品企业进行食品安全管理体系认证的重要性:

(1)可以帮助食品企业有效地识别和控制危害,降低企业的风险。

(2)提高食品企业食品安全管理的能力。

(3)可以提高消费者的信任度,提升企业的市场知名度。

(4)通过ISO 22000认证后,食品企业可以增加投标成功率,也可以促进国际贸易的发展。

表9-3 食品安全管理体系认证专项技术规范目录

序号	标准号	名称
1	GB/T 27301	食品安全管理体系 肉及肉制品生产企业要求
2	GB/T 27302	食品安全管理体系 速冻方便食品生产企业要求
3	GB/T 27303	食品安全管理体系 罐头食品生产企业要求
4	GB/T 27304	食品安全管理体系 水产品加工企业要求
5	GB/T 27305	食品安全管理体系 果汁和蔬菜汁类生产企业要求
6	GB/T 27306	食品安全管理体系 餐饮业要求
7	GB/T 27307	食品安全管理体系 速冻果蔬生产企业要求
8	CNCA/CTS 0006—2008	食品安全管理体系 谷物磨制品生产企业要求
9	CNCA/CTS 0007—2008	食品安全管理体系 饲料加工企业要求
10	CNCA/CTS 0008—2008	食品安全管理体系 食用植物油生产企业要求
11	CNCA/CTS 0009—2008	食品安全管理体系 制糖企业要求
12	CNCA/CTS 0010—2008	食品安全管理体系 淀粉及淀粉制品生产企业要求
13	CNCA/CTS 0011—2008	食品安全管理体系 豆制品生产企业要求
14	CNCA/CTS 0012—2008	食品安全管理体系 蛋制品生产企业要求
15	CNCA/CTS 0013—2008	食品安全管理体系 烘焙食品生产企业要求
16	CNCA/CTS 0014—2008	食品安全管理体系 糖果、巧克力及蜜饯生产企业要求
17	CNCA/CTS 0016—2008	食品安全管理体系 调味品、发酵制品生产企业要求
18	CNCA/CTS 0017—2008	食品安全管理体系 味精生产企业要求
19	CNCA/CTS 0018—2008	食品安全管理体系 营养保健品生产企业要求
20	CNCA/CTS 0019—2008	食品安全管理体系 冷冻饮品及食用冰生产企业要求
21	CNCA/CTS 0020—2008	食品安全管理体系 食品及饲料添加剂生产企业要求
22	CNCA/CTS 0021—2008	食品安全管理体系 食用酒精生产企业要求
23	CNCA/CTS 0026—2008	食品安全管理体系 饮料生产企业要求
24	CNCA/CTS 0027—2008	食品安全管理体系 茶叶加工企业要求

任务二 食品安全管理体系的策划

任务目标

了解食品安全管理体系策划的步骤。

掌握食品安全管理体系策划的方法。

活动 1　管理体系的策划准备阶段

组织在食品安全管理体系建立初期，需要做好许多准备工作，如动员宣传、知识培训和资源配备等。一个有效的食品安全管理体系需要经过良好的总体策划和准备。

(一)领导决策，统一思想，达成共识

召开全体员工大会，阐明企业建立和实施食品安全管理体系的必要性，强调食品安全对企业的重要性，企业通过 ISO 22000 食品安全管理体系认证对企业的意义，要求全体员工积极参与食品安全管理体系的建立和实施。

(二)组织落实，成立领导小组和精干的工作班子

成立食品安全管理体系认证申办小组，最高管理者还应在管理层中指定一名小组组长，代表最高管理者负责食品安全管理体系的建立和实施。

(三)进行食品安全意识和 ISO 22000 标准的贯标培训

企业应组织各级员工，尤其是各管理层认真学习 ISO 22000 食品安全管理体系标准条款内容，重点是学习食品安全管理体系的基本概念和基本术语，食品安全管理体系的基本要求，通过学习，端正思想，找出差距，明确方向。

在以上工作中，企业管理层的认识与投入是食品安全管理体系建立与实施的关键，组织和计划是保证，教育和培训是基础。

如果企业在这方面缺乏专家，可以聘请咨询机构为企业建立和实施食品安全管理体系提供咨询。

活动 2　食品安全管理体系的策划和总体设计

食品安全管理体系的策划和总体设计包括 6 方面工作。

(一)调查企业组织食品安全现状

企业食品安全管理体系的实施情况主要涉及以下内容。

(1)从事与食品安全工作有关的管理、执行和验证工作的人员，其职责、权限和相互关系是否明确，实施效果及存在的问题。

(2)正在开发和已完成开发的项目，在开发过程中存在的影响食品安全的主要问题。

(3)部门之间、上下级领导之间，以及与分包商之间的协调关系是否存在问题。

(4)食品行业中所采用的各类国际、国内标准(规范)，或企业内部标准/规范是否适宜，其执行情况及存在的问题。

(5)各类管理、技术文件、报表及食品安全记录的适用性、完整性。

对上述情况分析汇总，形成企业组织现状报告。

(二)制订实施工作计划

组织建立食品安全管理体系，必须制订建立食品安全管理体系完整的工作计划，全面完整地对整个过程的各个阶段进行安排。计划内容包括分哪几个主要阶段，各项工作的要求和时间进度，每项工作的负责人和参加人员，各阶段及总的经费预算等。

(三)确定食品安全方针和食品安全目标

一个组织的食品安全方针和食品安全目标不仅应与组织的宗旨和发展方向相一致，而且应能体现顾客的需求和期望。

应根据组织的宗旨、发展方向确定与组织的宗旨相适应的食品安全方针，对食品安全做出承诺，在食品安全方针提供的食品安全目标框架内规定组织的食品安全目标以及相关职能和层次上的食品安全目标。

(四)确定实现食品安全目标必需的过程和职责

为实现食品安全目标，组织应系统识别并确定为实现食品安全目标所需的过程，包括一个过程应包括哪些子过程和活动。在此基础上，明确职责。

(五)确定和提供实现食品安全目标必需的资源

这些资源主要包括：人力资源、基础设施、工作环境、信息、财务资源、自然资源和供方及合作者提供的资源等。

(六)确定食品安全管理体系结构

食品安全管理体系由组织结构、程序、过程和资源构成。组织结构是指组织的全体员工为了实现组织的目标而进行分工协作，在职务范围、权利方面形成必要的结构体系。不同的企业，应当有不同的组织结构。

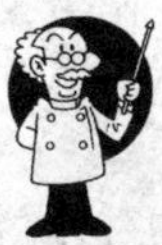

议一议

根据本任务的学习，分组讨论表 9-4 的问题。

表 9-4　讨论问题

问题	讨论分析
调查企业组织食品安全现状的意义是什么	
为什么要进行食品安全意识和 ISO 22000 标准的贯标培训	
为一个生产酸奶的企业制定食品安全方针	

任务三　食品安全管理体系文件的编制

活动1　认识食品安全管体系需要的文件

食品安全管理体系文件是食品企业开展食品质量管理和安全保证的基础，是食品安全管理体系审核和体系认证的主要依据。

根据 ISO 22000:2006 标准中规定，食品安全管理体系文件应由 5 部分组成。

(1)食品安全方针和相关目标的声明。

(2)食品安全管理手册。

(3)ISO 22000:2005 标准要求的形成文件的程序。

(4)组织为确保食品安全管理体系有效建立、实施和更新所需的文件。

(5)ISO 22000:2005 标准所要求的记录。

活动2　学习食品安全管理体系文件的编制方法

(一)食品安全方针和相关目标的编制

1.食品安全方针

食品安全方针是由组织的最高管理者正式发布的组织总的食品安全宗旨和方向。

示例："提供绿色食品，不断推出品质高级化、价格合理化、口味大众化的新饮料。"

2.食品安全目标

食品安全目标必须具有可测量性，并与企业实际相适宜。

示例："食品安全投诉每年不超过一次，产品自检合格率99%。"

(二)食品安全管理手册的编制

食品安全管理手册具体包括前言、正文及附录 3 部分。具体可以上网进行学习。

(三)食品安全管理体系程序文件的编制

1.ISO 22000:2005 标准要求的形成文件的程序

ISO 22000:2005 标准要求的形成文件的程序共 9 个，分别是文件控制程序、记录控制程序、操作性前提方案程序、处置不安全产品程序、应急准备与相应程序、纠正程序、纠正措施程序、撤回程序、内部审核程序。

2. 程序文件的编制

每个程序文件应包括下列内容:活动目的和适用范围,应做什么,由谁来做;何时、何地以及如何去做;应使用什么材料,涉及的文件以及相关的记录。示例:应急准备与相应控制程序。可以网上搜索学习。

(四)组织为确保食品安全管理体系有效建立、实施和更新所需的文件

通常包括流程图、组织结构图、厂区平面图、车间平面图、人流物流图、水流气(汽)流图、产品规范、HACCP 计划、操作性前提方案\前提方案、作业指导书等。如乳品厂使用的《杀菌机作业指导书》。

(五)ISO 22000:2005 标准所要求的记录

ISO 22000:2005 标准中有 23 个条款中提出记录的要求,分别是:5.6.1、5.8.1、6.2.1、6.2.2、7.2.3、7.3.1、7.3.2、7.3.5.1、7.4.2、7.4.3、7.4.4、7.5、7.6.1、7.6.4、7.8、7.9、7.10.1、7.10.2、7.10.4、8.3、8.4.1、8.4.3、8.5.2,其他过程是否需要记录则由组织根据需要确定。除此之外,记录还可为保持和改进食品安全管理体系提供的信息。

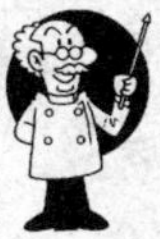

练一练

(1)食品安全管理手册的编制。
(2)程序文件的编制。
(3)选择您实习去过的企业,根据现场情况绘制工艺流程图。
(4)编制一份检验大肠菌群的原始检验记录表格。

任务四　食品安全管理体系试运行

任务目标

了解试运行食品安全管理体系的要求。
掌握食品安全管理体系策划的方法。

活动 1　食品安全管理体系文件的发布。

完成食品安全管理体系的策划和体系文件的编制后,进入食品安全管理体系试运行。体系试运行的标志是食品安全管理体系文件的发布和实施。发布时企业总经理颁布批准令。

将体系文件发放到相关的使用部门。如手册发放到公司每个部门，程序文件、作业指导书和各种记录发放到具体的使用部门，文件发放记录表如表 9-5 所示。

表 9-5　文件发放记录

序号	文件名称	发放号	发放部门	签字

活动 2　培训食品安全管理体系文件和记录

体系文件发放后公司必须组织体系文件的培训，因为公司的体系文件相当于公司内部的“法律”，体系文件的每个要求都是公司日常运行活动的依据，因此必须针对体系文件在公司全范围内进行培训。

公司体系运行的证据——记录表格，同时必须进行培训指导相关部门正确填写，并监督相关部门进行记录的填写。

活动 3　食品安全管理体系试运行

在体系试运行期间，注意收集体系文件的适宜性和记录表格的适宜性，针对不适合的地方按照《文件控制程序》进行修订。

任务五　食品安全管理体系内审和管理评审

任务目标

了解试运行食品安全管理体系的要求。

掌握食品安全管理体系策划的方法。

活动 1　食品安全管理体系内审

(一)培训内审员

根据公司规模培训内审员，培训内容：GB/T 22000《食品安全管理体系 食品链中各类组织的要求》、专项技术规范标准的理解、公司的体系文件及内审技巧等。

为了保证公司食品安全管理体系在公司各部门的顺利运行，建议每个职能部门培训1名内审员。

（二）组建内审组

公司食品安全小组组建内审组，并任命内审组长。若公司人员能力不足可以外聘专家加入内审组，增强内审组的能力。

公司也可以聘请第三方认证机构帮忙进行内审，需要注意的是内审聘请的第三方认证机构不能作为认证审核的认证机构。

（三）制订内审计划

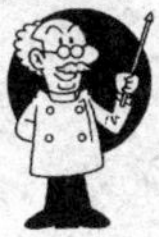

学一学

表9-6为内审计划的范本。

表9-6　2007年第一次内部ISO 22000管理体系审核实施计划

编号：

审核目的

对本公司现有食品安全管理体系做全面审核，通过审核了解本公司食品安全管理体系是否有效运行，是否符合ISO 22000标准。

审核范围

ISO 22000所要求的相关活动及各有关职能部门，包括总经理、食品安全小组组长/副总经理、食品开发部、品管部、生产部、物控部、营销部、人事行政部、财务部、维修组。

审核准则

（1）ISO 22000标准。

（2）食品安全手册、程序文件及其他相关文件。

（3）组织适用的食品安全法规，及其他要求。

审核组成员

审核组长：陈××

审核员：张××、林××（第一组，A）；黄××、杨××（第二组，B）；蔡××、王××（第三组，C）。

审核时间

2007年11月11日至12日

审核报告发布日期及范围

审核报告将于2007年11月15日发布，发放范围为公司正、副总经理，各部门经理/主管，管理者代表及审核组成员。

审核日程安排

日期/时间	审核小组	受审部门	主要活动与涉及的标准条款
11月11日			
8:30～9:00	A、B、C	所有部门	首次会议
9:00～11:30	A	物控部	7.5,7.9
	B、C	生产部	略
11:30～14:00		午餐、中午休息	
14:00～17:00	A	营销部	略
	C	食品开发部	略
17:00～17:30	A、B、C		审核组内部会议、一天工作小结(开不符合项报告)
11月12日			
8:30～11:30	A	总经理	略
	B	维修组	略
	C	品管部	略
11:30～14:00		午餐、中午休息	
14:00～16:00	A	食品安全小组组长	略
	B	行政人事部	略
16:00～16:30	A、B、C		审核组内部会议、整理审核结果(开不符合项报告)
16:30～17:30	A、B、C	所有部门	末次会议

编制/日期：　　　　审核/日期：　　　　批准/日期：

(四)实施内审

内审程序：首次会议、现场审核、末次会议、不符合的跟踪验证等。

(五)编制内审报告

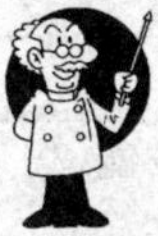

看一看

表 9-7 为内审报告范本。

表 9-7　内审报告

审核目的：	实施日期：	报告编号：
审核组成员：	审核准则：	
审核范围：		
1. 内审结果概述：(不符合项分布情况、审核结论) 内审员签名：		
2. 改进内容(不符合及建议，详细另附)： 部门负责人签名：		
3. 内审跟踪计划： 内审员签名：　　日期：　年　月　日		
发送部门：		

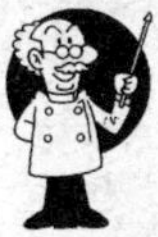

学一学

表 9-8 为不符合报告的范本。

活动 2　食品安全管理体系的管理评审

管理评审是由企业最高管理者，根据食品安全方针和食品安全目标，对食品安全管理体系的现状和适应性进行的正式评价，确保食品安全管理体系持续的适宜性、充分性和有效性。管理评审包括评价食品安全管理体系改进的机会和变更的需要，包括食品安全方针、目标变更的需要。组织申请食品安全管理体系认证之前至少要进行过一次内部管理评审。

表 9-8 不符合报告

<table>
<tr><td>受审核部门</td><td>综合办公室</td><td>部门负责人</td><td>刘鸿芬</td></tr>
<tr><td>审核员</td><td>田洪莲</td><td>审核日期</td><td>2009 年 11 月 8 日</td></tr>
<tr><td colspan="4">不合格事实陈述:公司制订了《培训控制程序》,但没有对重要岗位人员的经验、技能、培训做出规定
不合格类型:不符合 GB/T 22000-2006 6.2.2
内审员:马长江
日期:2009 年 11 月 8 日</td></tr>
<tr><td colspan="4">不合格原因及对体系影响的分析:办公室对重要岗位了解不够
部门负责人:刘鸿芬
日期:2009 年 11 月 10 日</td></tr>
<tr><td colspan="4">纠正措施计划:由办公室主动与生产技术部沟通了解重要岗位的技能要求。并对重要岗位人员的经验、技能、培训做出规定</td></tr>
<tr><td colspan="4">纠正措施完成情况:已经完成
审核员:田洪莲
日期:2009 年 11 月 12 日</td></tr>
<tr><td colspan="4">纠正措施的验证:纠正措施有效</td></tr>
<tr><td colspan="4">内审员:马长江
日期:2009 年 11 月 15 日</td></tr>
</table>

管理评审与内部审核都是组织自我评价、自我完善机制的重要手段。

任务六 食品安全管理体系认证

任务目标

了解食品安全管理体系认证机构选择的原则。

掌握食品安全管理体系认证的申请方法。

掌握迎接食品安全管理体系认证审核的方法。

掌握食品安全管理体系认证日常认证管理的方法。

活动 1 认证机构的选择

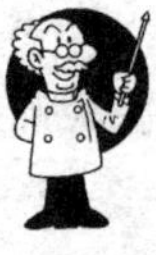

找一找

目前能够进行 ISO 22000 认证审核的认证公司有多少家,填入表 9-9。

表 9-9　认证机构调查表

序号	公司名称	认证范围	联系方式

建议：到中国国家认证认可监督管理委员会（http://www.cnca.gov.cn/cnca/）查询。

选择认证公司的原则：具备 ISO 22000 的资质、颁发的认证证书多、顾客满意度高、审核员能力强、价格合理。

活动 2　认证申请

企业提交的认证申请文件见表 9-10。

表 9-10　认证审核提交文件清单

序号	文件	备注
1	食品安全管理体系认证申请	
2	有关法规规定的行政许可文件证明文件（适用时）	
3	组织机构代码证书复印件	
4	食品安全管理体系文件	
5	加工生产线、HACCP 项目和班次的详细信息	
6	申请认证产品的生产、加工或服务工艺流程图、操作性前提方案和 HACCP 计划	
7	生产、加工或服务过程中遵守（适用）的相关法律、法规、标准和规范清单；产品执行企业标准时，提供加盖当地政府标准化行政主管部门备案印章的产品标准文本复印件	
8	承诺遵守法律法规、认证机构要求、提供材料真实性的自我声明	
9	产品符合卫生安全要求的相关证据和（或）自我声明	
10	生产、加工设备清单和检验设备清单	
12	其他需要的文件	

活动 3　迎接认证审核

迎接 ISO 22000 食品安全管理体系认证审核必须做好以下工作：体系必须运行 3 个月以上、公司已经进行了内审管理评审、公司必须有生产现场、公司必须配备陪同人员引导和陪同审核。

活动 4　日常的认证管理

体系认证证书有效期为 3 年，不超过 12 个月必须进行一次监督审核，证书到期前必须进行再认证审核，以换发新证书。

认证日常管理是要注意：只能宣称公司管理体系通过了 ISO 22000 食品安全管理体系认证，而不能宣称公司产品通过 ISO 22000 食品安全管理体系认证。

如遇到公司产品出现大的食品安全问题或国家监督抽查、市级监督抽查不合格情况时要及时与认证公司进行联系。

项目十　认证 ISO 9001 质量管理体系

项目说明

本项目共完成 6 个任务。任务一使同学们初步掌握 GB/T 19001—2008《质量管理体系 要求》标准要求，任务二使同学们了解质量管理体系的建立策划方法，任务三使同学们了解质量管理体系试运行要求，任务四使同学们掌握建立质量管理体系的方法和步骤，任务五使同学们掌握质量管理体系内审和管理评审，任务六使同学们掌握迎接质量管理体系认证方法。

任务一　认识 ISO 9001 质量管理体系认证

任务目标

掌握 CNCA-N-007:2010《质量管理体系认证实施规则》。

初步掌握 GB/T 19001—2008idt ISO 9001:2005《质量管理体系 要求》标准要求。

掌握质量管理体系认证的依据文件。

活动 1　学习 ISO9000 族标准现状

(一)质量管理体系的产生

质量管理体系是国际标准化组织(ISO)用其颁布的 ISO 9000 族标准向世界推荐的一套实用的管理方法模式。

国际标准化组织(International Organization for Standardization)，ISO 成立于 1947 年 2 月 23 日，总部设在瑞士日内瓦，职责是推动和协调国际标准化工作，推动国际贸易的发展。ISO 由 110 多个成员国组成，包括欧盟的成员国，美国、日本、中国、新加坡等。

ISO 9000 族标准:指由 ISO/TC176 技术委员会制定的一系列国际标准。

(二)ISO 9000 族标准发展进程

标准起源与发展历程:1987 版本—1994 版本—2000 版本—2008 版本(第四版)

国际标准化组织(ISO)于 2008 年 11 月 15 发布了 2008 版 ISO 9001 标准。我国于 2008 年 12 月 30 日发布了 GB/T 19001—2008 标准,2009 年 3 月 1 日开始实施。

(三)2008 版 ISO 9000 族标准的构成

2008 版 ISO 9000 族标准包括 4 个核心标准。

ISO 9000:2005 质量管理体系 基础和术语。

ISO 9001:2008 质量管理体系 要求。

ISO 9004:2000 质量管理体系 业绩改进指南。

ISO 19011:2002 质量和(或)环境管理体系审核指南。

活动 2　GB/T 19000—2008idt ISO 9000:2005《质量管理体系 基础和术语》的主要内容

(一) GB/T 19000—2008idt ISO 9000:2005 解析

想一想

(1) ISO 9000:2005 质量管理体系基础和术语中质量管理的八项原则是(　　)、(　　)、(　　)、(　　)、(　　)、(　　)、(　　)和(　　)。

(2) ISO 9000:2005 质量管理体系基础和术语文件有关质量的术语有(　　)个。

(二)八项原则解析

1. 以顾客为关注焦点

组织依存于顾客。因此,组织应当理解顾客当前和未来的需求,满足顾客要求并争取超越顾客期望。

2. 领导作用

领导者确立组织统一的宗旨和方向。他们应当创造并保持使员工能充分参与实现组织目标的内部环境。

表 10-1　GB/T 19000—2008idt ISO 9000 的主要内容

序号	类别	主要内容
1	术语	1. 有关质量的术语 6 个 2. 有关管理的术语 15 个 3. 有关组织的术语 8 个 4. 有关过程和产品的术语 5 个 5. 有关特性的术语 4 个 6. 有关合格(符合)的术语 13 个 7. 有关文件的术语 6 个 8. 有关检查的术语 7 个 9. 有关审核的术语 14 个 10. 有关测量过程质量管理的术语 6 个
2	八项原则	1. 以顾客为中心 2. 领导作用 3. 全员参与 4. 过程方法 5. 管理的系统方法 6. 持续改进 7. 基于事实的决策方法 8. 互利的供方关系
3	十二项基础	1. 质量管理体系说明 2. 质量管理体系要求与产品要求 3. 质量管理体系方法 4. 过程方法 5. 质量方针和质量目标 6. 最高管理者在质量管理体系中的作用 7. 文件 8. 质量管理体系评价 9. 持续改进 10. 统计技术的作用 11. 质量管理体系与其他管理体系的关注点 12. 质量管理体系与优秀模式之间的关系

3. 全员参与

各级人员都是组织之本，只有他们的充分参与，才能够使他们的才干为组织带来收益。

4. 过程方法

将活动和相关的资源作为过程进行管理，可以更高效地得到期望的结果。

5. 管理的系统方法

将相互关联的过程作为系统加以识别、理解和管理，有助于组织提高实现目标的有效性和效率。

过程方法与管理的系统方法的区别如表10-2所示。

表10-2　过程方法与管理的系统方法

项目	过程方法	管理的系统方法
研究对象	单个过程及该过程和其相关过程的关系	若干过程及过程网络组成的体系
管理对象	一组活动	一组过程
目的	高效率地达到过程的目标	有效地实现组织的目标

6. 持续改进

持续改进总体业绩应当是组织的一个永恒目标。

7. 基于事实的决策方法

有效决策是建立在数据和信息分析的基础上。管理的关键是决策，决策建立在数据分析基础上，才能减少风险。

8. 与供方互利的关系

组织与供方是相互依存的互利关系，可增强双方创造价值的能力。

以上八项质量管理原则形成了GB/T 19000族质量管理体系标准的基础。

想一想

(1)你公司的顾客群有哪些？他们对你公司的产品有何要求？如何才能满足顾客的要求？

(2)对于你所在的学校，学校提供的产品是什么？学校的顾客是谁？学校如何做才能让顾客满意？

(3)食品企业质量管理必须要全员参与？

(4)请问一个食品企业采购是一个过程吗？若是该如何管理这个过程？

(5)如何理解“持续改进是一个永恒的目标”？

(6)传统意义上讲，组织和供方是一对矛盾，为什么要和供方互利？

(7)谈谈你身边的领导是如何发挥领导作用的？

(8)“基于事实的决策方法”中事实来源于哪些方面？

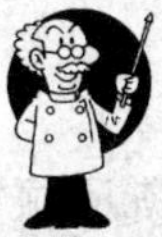

练一练

识别一下身边的顾客，思索如何让顾客满意，填入表10-3。

表10-3　顾客调查表

你身边的顾客	顾客对你的需求	如何让顾客满意
顾客1	1. 2. 3.	1. 2. 3.
顾客2		

活动3　GB/T 19001—2008《质量管理体系 要求》的主要内容

GB/T 19001—2008《质量管理体系 要求》从组织质量管理的角度提出了体系管理的要求，主要内容如表10-4所示。

表10-4　GB/T 19001—2008《质量管理体系 要求》主要内容

章节	主要内容
0 引言	1. 一个组织质量管理体系的设计和实施的影响因素 2. 介绍了过程方法和PDCA 3. 与其他体系的兼容性
1 范围	讲述什么样的组织适合采用本标准
2 规范性引用文件	引用的标准
3 术语和定义	GB/T 19000中所确立的术语和定义
4 质量管理体系	1. 讲述了按照本标准建立的质量管理体系应该达到的要求 2. 讲述了质量管理体系建立的方法 3. 体系文件的要求
5 管理职责	讲述了最高管理者在质量管理体系中作为的要求
6 资源管理	讲述了质量管理资源的要求及管理方法
7 产品实现	讲述了以危害分析为核心的安全产品策划和实现的要求
8 测量、分析和改进	讲述了质量管理体系监督和改进的完善方法

想一想

ISO 9001:2008标准共(　　　)章，每一章的主要内容是(　　　)。

活动 4　食品企业进行质量管理体系认证的重要性

食品企业进行质量管理体系认证的重要性有：增强企业稳定提供满足顾客和法律法规要求产品的能力。提供企业增进顾客满意的能力。提高食品企业质量管理的能力。可以提高消费者的信任度，提升企业的市场知名度。通过 ISO 9001 认证后食品企业可以增加投标成功率，也可以促进国际贸易的发展。

任务二　质量管理体系的策划

任务目标

了解质量管理体系策划的步骤。

掌握质量管理体系策划的方法。

活动 1　管理体系的策划的准备阶段

组织在质量管理体系建立初期，需要做好许多准备工作，如动员宣传、知识培训和资源配备等。一个有效的质量管理体系需要经过良好的总体策划和准备。

（一）领导决策，统一思想，达成共识

召开全体员工大会，阐明企业建立和实施质量管理体系的必要性，强调质量对企业的重要性，企业通过 ISO 9001 质量管理体系认证的对企业的意义，要求全体员工积极参与质量管理体系的建立和实施。

（二）组织落实，成立领导小组和精干的工作班子

成立质量管理体系认证申办小组，最高管理者还应在管理层中指定一名管理者代表，代表最高管理者负责质量管理体系的建立和实施。填写表 10-5。

表 10-5　认证申办小组成员名单

认证申办小组成员	学历	部门	职责

(三)进行质量意识和 ISO 9001 标准的贯标培训

企业应组织各级员工,尤其是各管理层认真学习 ISO 9001 族质量管理体系标准条款内容,重点是学习质量管理体系的基本概念和基本术语,质量管理体系的基本要求,通过学习,端正思想,找出差距,明确方向。

以上工作中,企业管理层的认识与投入是质量管理体系建立与实施的关键,组织和计划是保证,教育和培训是基础。

如果企业在这方面缺乏专家,可以聘请咨询机构为企业建立和实施质量管理体系提供咨询。

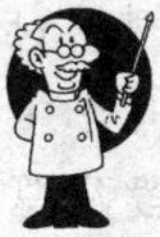

议一议

如何组建一个合适的认证申办小组落实质量管理体系认证工作?

活动 2　质量管理体系的策划和总体设计

质量管理体系的策划和总体设计包括 6 个方面工作。

(一)调查企业组织质量现状

企业质量管理体系的实施情况主要涉及以下内容。

(1)从事与质量工作有关的管理、执行和验证工作的人员,其职责、权限和相互关系是否明确,实施效果及存在问题。

(2)正在开发和已完成开发的项目,在开发过程中存在的影响质量的主要问题。

(3)部门之间、上下级领导之间,以及与分包商之间的协调关系是否存在问题。

(4)食品行业中所采用的各类国际、国内标准(规范),或企业内部标准/规范是否适宜,其执行情况及存在的问题。

(5)各类管理、技术文件、报表及质量记录的适用性、完整性。

(6)企业发生过哪些产品不合格情况?

(7)发生过哪些顾客的抱怨或投诉,如何解决的,分析出现此情况的原因是什么?

对上述情况分析汇总,形成企业组织现状报告。

表 10-6 企业质量现状调研

调研项目	调研结果
企业部门职责	
企业现行管理文件	
企业现行标准	
企业现行记录	
企业近三年来质量状况	

（二）制订实施工作计划

组织建立质量管理体系，必须制订建立质量管理体系的完整工作计划，对组织建立质量管理体系整个过程的各个阶段进行安排。计划内容包括分哪几个主要阶段，各项工作的要求和时间进度，每项工作的负责人和参加人员，各阶段及总的经费预算等。

（三）确定质量方针和质量目标

一个组织的质量方针和质量目标不仅应与组织的宗旨和发展方向相一致，而且应能体现顾客的需求和期望。

应根据组织的宗旨、发展方向确定与组织的宗旨相适应的质量方针，对质量做出承诺，在质量方针提供的质量目标框架内规定组织的质量目标以及相关职能和层次上的质量目标。

（四）确定实现质量目标必需的过程和职责

为实现质量目标，组织应系统识别并确定为实现质量目标所需的过程，包括一个过程应包括哪些子过程和活动。在此基础上，明确职责。

质量目标涉及的过程如下。

（1）与产品有关的过程：与产品有关要求的确定—设计和开发—采购—生产或服务的提供—储运—销售—了解顾客对其要求的满足程度。

（2）与管理有关的过程；人力资源管理、设备维护、内审、管理评审等。

表 10-7 质量目标涉及的过程识别及确定过程评价的准则

过程	评价准则

(五)确定和提供实现质量目标必需的资源

这些资源主要包括:人力资源、基础设施、工作环境、信息、财务资源、自然资源和供方及合作者提供的资源等。

(六)确定质量管理体系的结构

质量管理体系由组织结构、程序、过程和资源构成。组织结构是指组织的全体员工为了实现组织的目标而进行分工协作,在职务范围、权利方面形成必要的结构体系。不同的企业,应当有不同的组织结构。

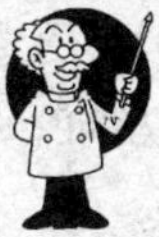

议一议

根据本任务的学习,分组讨论表 10-8 的问题。

表 10-8　讨论问题

问题	讨论分析
调查企业组织质量现状的意义是什么?	
为什么要进行质量意识和 ISO 9001 标准的贯标培训?	
为一个生产酸奶的企业制定质量方针	

任务三　质量管理体系文件的编制

活动 1　认识质量管理体系需要的文件

质量管理体系文件是食品企业开展质量管理工作的基础,是质量管理体系审核和体系认证的主要依据。

根据 ISO 9001 标准中规定质量管理体系文件应由 5 部分组成。质量方针和质量目标的声明,质量手册,ISO 9001:2008 标准要求的形成文件的程序(程序文件)和记录,组织为确保质量管理体系有效建立、实施和更新所需的文件(企业的各种管理制度、采购规程、检验规程、作业指导书等)和记录,ISO 9001:2008 标准所要求的记录。

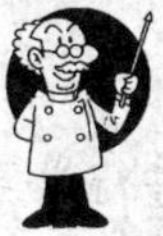

找一找

上网检索一个通过 ISO 9001 认证企业的体系文件进行学习。

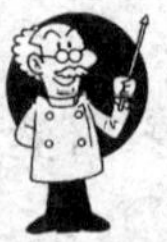

想一想

食品企业建立质量管理体系时体系文件的作用。

活动 2　学习质量管理体系文件的编制方法

(一)质量方针和质量目标的制订

1. 质量方针

质量方针是由组织的最高管理者正式发布的组织总的质量宗旨和方向。

①质量方针实例。

实例 1,“国际领先,科学管理,质量第一,最佳服务”。

实例 2,“全体员工参与,确保公司生产药品满足国家、行业相关法律法规要求,持续改进质量管理体系,提高药品纯度,开发新药,不断满足顾客要求,造福患者”。

实例 3,“以顾客为中心,安全供水,确保水质、水量、水压达到规定要求,并在持续改进中,不断提高供水保证能力和服务水平,以技术求发展,以管理创效益,使自来水的水质及监测项目逐步达到世界先进水平,更好地满足顾客需求”。

实例 4,“致力于提供符合最高教育标准的优秀教学和服务,努力向各学生及聘用我们毕业生和适应我们服务的雇主提供准确及时和殷勤的服务和教学,让我们成为国内一流的教育单位”。

②质量方针分析。

实例 1,适合于所有组织,不能体现组织所在行业的特点。

实例 2,能够很容易看出是制药企业,结合了行业特点,满足标准要求。

实例 3,能够很容易看出是自来水公司,体现了行业特点,满足标准要求。

实例 4,教育服务结构,适合行业特点,满足标准要求。

2. 质量目标

质量目标应具有可测量性,并与企业实际相适宜。

实例:“顾客投诉每年不超过一次;产品自检合格率 99%,产品出厂合格率 100%”。

(二)质量管理手册的编制

质量管理手册具体包括前言、正文及附录 3 部分。具体可以上网进行学习。

(三)质量管理体系程序文件的编制

1. ISO 9001 标准要求的形成文件的程序

ISO 9001 标准要求的形成文件的程序共 6 个，分别是文件控制程序、记录控制程序、纠正措施程序、预防措施程序、不合格控制程序和内部审核程序。

程序：规定进行某项活动经过的途径。

程序文件：以文件的形式规定的程序。

2. 程序文件的编制

每个程序文件应包括下列内容：活动目的和适用范围，应做什么，由谁来做；何时、何地以及如何去做；应使用什么材料，涉及的文件以及相关的记录。示例：文件控制程序。可以网上搜索学习。

程序文件的结构和内容如表 10-9 所示。

表 10-9　程序文件的结构和内容

序号	结构	内容
1	封面	(1)组织的名称、标志 (2)文件的编号、文件名 (3)编号、审核、批准人及日期 (4)发布、实施日期 (5)版号/修改状态 (6)受控状态 (7)分发编号等
2	刊头	(1)组织标志、名称 (2)文件编号、名称 (3)版号/修改状态 (4)受控状态 (5)页码等
3	目的	说明该程序控制的活动、控制目的
4	范围	(1)程序所涉及的有关部门和活动 (2)程序所涉及的有关人员和产品
5	术语	有关的术语、编写符号的定义或含义
6	职责	(1)实施该程序的主管部门/人员的职责 (2)实施该程序的相关部门/人员的职责
7	工作程序	(1)按活动的逻辑顺序写出该项活动的各个细节 (2)规定应做的事情 (3)规定每一活动的实施者 (4)规定活动的时间

续表 10-9

序号	结构	内容
		(5)说明在何处实施 (6)规定具体实施办法 (7)所采用的材料、设备、引用的文件等 (8)如何进行控制 (9)应保留的纪录 (10)例外特殊情况的处理方法等
8	相关/支持性文件	列出与本程序有关的相关文件/支持性文件，这些文件可以是程序性文件、作业指导书、管理规定等
9	质量记录	给出有关质量记录名称并附上相应的空白表格

(四)组织为确保质量管理体系有效建立、实施和更新所需的文件

食品企业在依照 ISO 9001:2008 标准建立质量管理体系时需要编制其他的质量文件，这些文件包括作业指导书、规范、指南、图样、报告、表格等。这些文件的格式无统一格式，编写内容和编写格式因企业实际的不同而有所变化，企业可以结合自己的实际由熟悉企业情况的员工进行编写。

(五)ISO 9001 标准所要求的记录

ISO 9001 标准中提出记录的要求分别是：5.6.1、6.2.1、6.2.2、7.3.2、7.3.3、7.3.4、7.3.5、7.3.6、7.3.7、7.4.1、7.6、8.5.2、8.5.3 等，其他过程是否需要记录则由组织根据需要确定。

记录的价值：记录可为保持和改进质量管理体系提供信息，提供分析和预测质量问题的依据。

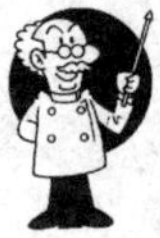

练一练

(1)质量管理手册的编制。

(2)程序文件的编制。

(3)选择您实习去过的企业，根据现场情况分析企业有哪些过程。

(4)编制一份采购记录表格(表 10-10)。

表 10-10　编制体系文件清单

序号	文件名称
1	质量手册
2	程序文件
3	作业文件及操作规程
4	体系运行的记录

任务四　质量管理体系试运行

任务目标

了解试运行质量管理体系的要求。

掌握质量管理体系策划的方法。

活动 1　质量管理体系文件的发布

完成质量管理体系的策划和体系文件的编制后，进入质量管理体系试运行。体系试运行的标志是质量管理体系文件的发布和实施。一般由企业最高管理者批准发布。

将体系文件发放到相关使用部门。如手册发放到企业每个部门，程序文件、作业指导书和各种记录发放到具体的使用部门，建立文件发放记录表，如表 10-11 所示。

表 10-11　文件发放记录

序号	文件名称	发放号	发放部门	签字

活动 2　培训质量管理体系文件和记录

体系文件发放后，公司必须组织体系文件的培训，公司体系文件是公司质量管理的基本法律，体系文件的要求应是公司日常运行活动的依据，因此应在全公司范围内培训体系文件。

公司体系运行的证据依靠记录表格，因此应进行培训，指导相关部门正确填写体系记录，培训应填写培训记录表，见表 10-12。

表 10-12 体系文件和记录填写培训记录表

<table>
<tr><td>培训内容</td><td></td><td>培训地点</td><td></td></tr>
<tr><td>培训人</td><td></td><td>培训时间</td><td></td></tr>
<tr><td colspan="4">签到表</td></tr>
<tr><td>姓名</td><td>部门</td><td>职务</td><td>成绩</td></tr>
<tr><td></td><td></td><td></td><td></td></tr>
<tr><td></td><td></td><td></td><td></td></tr>
<tr><td></td><td></td><td></td><td></td></tr>
<tr><td></td><td></td><td></td><td></td></tr>
<tr><td></td><td></td><td></td><td></td></tr>
<tr><td></td><td></td><td></td><td></td></tr>
<tr><td></td><td></td><td></td><td></td></tr>
</table>

活动 3 质量管理体系试运行

在体系试运行期间注意收集体系文件的适宜性和记录表格的适宜性，针对不适合的地方按照《文件控制程序》进行修订。

任务五 质量管理体系内审和管理评审

任务目标

了解质量管理体系内审和管理评审的要求。

掌握质量管理体系策划的方法。

活动 1 质量管理体系内审

根据公司规模培训内审员，培训内容：ISO 9001：2008《质量管理体系 要求》、ISO 19011：2002《质量和（或）环境管理体系审核指南》标准理解、公司的体系文件及内审技巧等。为了保证公司质量管理体系在公司各部门的顺利运行，建议每个职能部门培训 1 名内审员。

质量管理体系内审与食品安全管理体系内审流程相同,只是审核依据不同,参考见食品安全管理体系内审内容。

活动2 质量管理体系管理评审

管理评审是由企业最高管理者,根据质量方针和质量目标,对质量管理体系的现状和适应性进行的正式评价,确保质量管理体系持续的适宜性、充分性和有效性。管理评审包括评价质量管理体系改进的机会和变更的需要,包括质量方针、目标变更的需要。组织申请质量管理体系认证之前至少要进行过一次管理评审。

管理评审与内部审核都是组织自我评价、自我完善机制的一种重要手段。

任务六 质量管理体系认证

任务目标

了解认证机构选择的原则。

掌握质量管理体系认证申请方法。

掌握迎接认证审核的方法。

掌握体系运行日常管理方法。

活动1 学习认证流程

一、质量管理体系认证前的准备

1. 选择认证机构

选择有资质的认证机构,认证机构名单可在国家认证认可监督管理委员会(CNCA)网站上查询。

2. 对质量管理体系文件的全面清理

清查体系文件,确保认证顺利。

二、质量管理体系认证过程

质量管理体系认证就是由认证机构对企业进行的外部质量管理体系审核。

1. 认证机构申请与受理

食品企业在做好一切准备后可以向有资质的认证机构提出认证申请,认证机构在对受审核方资质进行确认后,与该企业即受审核方签订认证合同,正式受理企业的认证申请。

2. 审核的启动

认证机构在审核启动时需要进行以下工作：指定审核组长，确定审核目的、范围和准则，确定审核的可行性，选择审核组，初访（由审核组决定是否进行）。

3. 文件评审

在现场审核前应评审受审核方文件，已确定文件所述的体系与审核准则的符合性。

4. 现场审核的准备

现场审核前审核组需要做好审核的准备工作：编制审核计划，审核组工作分配和准备工作文件。

5. 现场审核的实施

现场审核举行首次会议（由审核组组长主持）到末次会议的召开。

6. 审核报告的编制、批准和分发

审核报告由审核组组长编制，由认证机构的技术委员会审核批准，按照合同约定分发。

7. 纠正措施的验证

审核组在现场审核中开具的不符合项，受审核方的相关部门要及时进行原因分析和采取有效的纠正措施。审核组通常以书面的形式进行纠正措施的验证。

8. 颁发认证证书

认证机构在审核组对企业的纠正措施进行验证并证明有效后，对于符合标准要求的企业颁发认证证书，并告知企业认证证书的使用方法，认证证书的有效期是3年。

9. 监督审核与再认证

一个认证周期是3年，为了验证企业质量管理体系持续的有效性，认证机构在一个认证周期内每年（不超过12个月）对食品企业进行一次监督审核，第三次监督年满3年后重新进行审核即为再认证审核。

质量管理体系认证流程图，见图10-1。

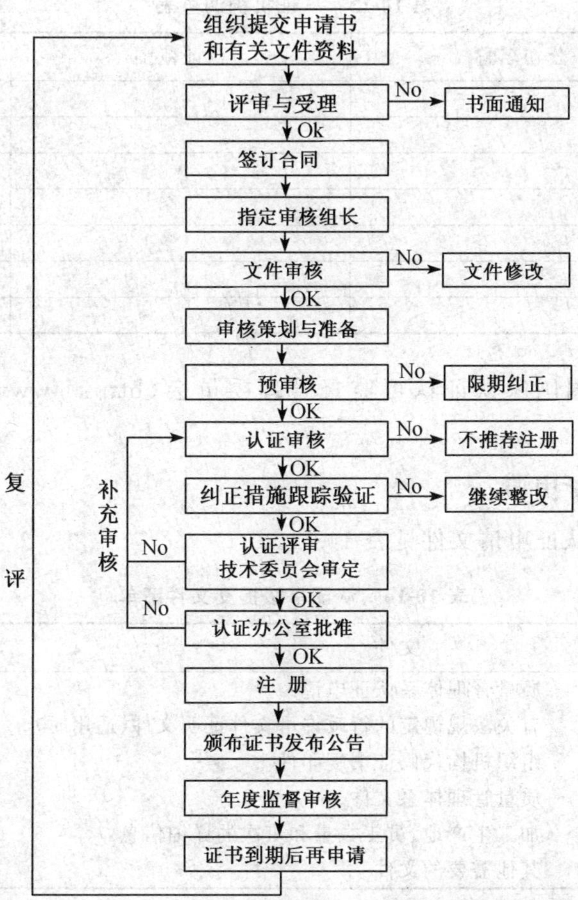

图 10-1　质量管理体系认证流程图

活动 2　认证机构的选择

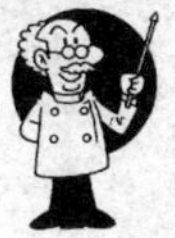

找一找

目前能够进行 ISO 9001 认证审核的认证机构有多少家？填入表 10-13。

表 10-13 认证机构调查表

序号	公司名称	认证范围	联系方式

建议:到中国国家认证认可监督管理委员会(http://www.cnca.gov.cn/cnca/)查询。

活动 3 认证申请

企业提交的认证申请文件见表 10-14。

表 10-14 认证审核提交文件清单

序号	文件	备注
1	质量管理体系认证申请	
2	有关法规规定的行政许可文件证明文件(适用时)	
3	组织机构代码证书复印件	
4	质量管理体系文件	
5	加工生产地、员工数量和班次的详细信息	
6	其他需要的文件	

活动 4 迎接认证审核

迎接 ISO 9001 质量管理体系认证审核必须做好以下工作:

(1)体系必须运行 3 个月以上。

(2)公司已经进行了内审和管理评审。

(3)公司必须有生产现场。

(4)公司必须配备陪同人员引导和陪同审核。

活动 5 日常的认证管理

体系认证证书有效期为 3 年,不超过 12 个月必须进行一次监督审核,证书到期前 3 个月必须进行再认证审核,以换发新证书。

日常管理应注意:只能宣称公司管理体系通过了 ISO 9001 质量管理体系认证,而不能宣称公司产品通过 ISO 9001 质量管理体系认证。

如遇到公司产品出现大的质量问题或国家监督抽查、市级监督抽查不合格情况时要及时与认证机构进行联系。

参考文献

[1] 马长路.食品企业管理体系建立与认证.北京:中国轻工业出版社,2009.

[2] 张智勇.2000版ISO 9000标准实践指南.深圳:海天出版社,2001.

[3] 蔡建,徐秀银.食品标准与法规.北京:中国农业大学出版社,2009.

[4] 北京国英卓越技术培训中心.北京:中国铁道出版社,2009.

[5] 裴山.最新国际标准ISO 22000食品安全管理体系内部审核教材.北京:中国标准出版社,2007.

[6] 中国标准化研究院.GB/T 22000——2006《食品安全管理体系食品链中给类组织的要求》理解与实施.北京:中国标准出版社,2007.

[7] 全国质量管理体系和质量保证标准化技术委员会,中国合格评定国家认可委员会,中国认证认可协会.2008版质量管理体系国家标准理解与实施.北京:中国标准出版社,2009.